Prof. Hannelore Pilss-Samek

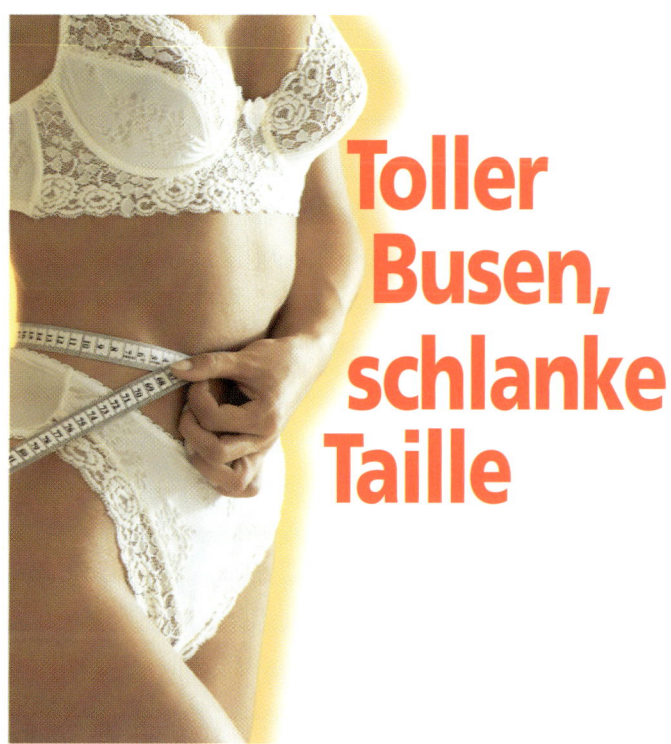

Toller Busen, schlanke Taille

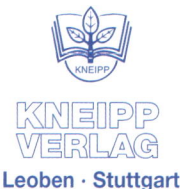

KNEIPP
VERLAG

Leoben · Stuttgart

Inhalt

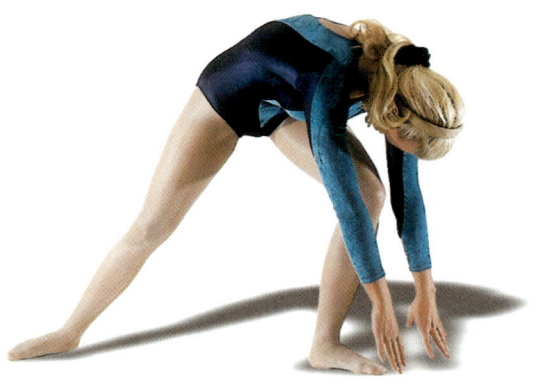

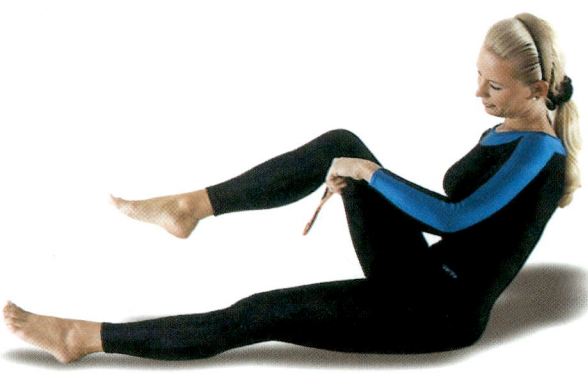

INHALT

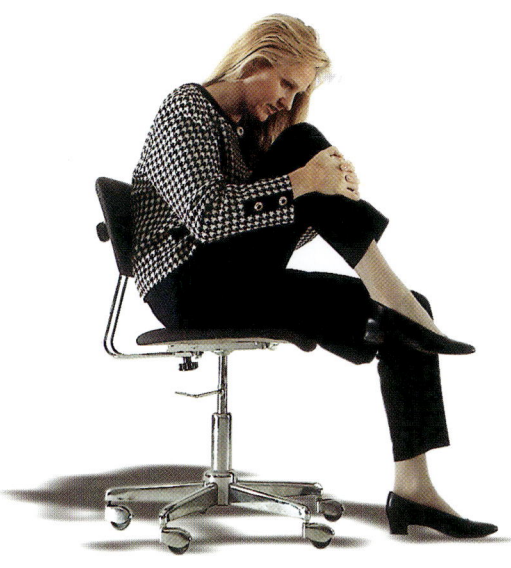

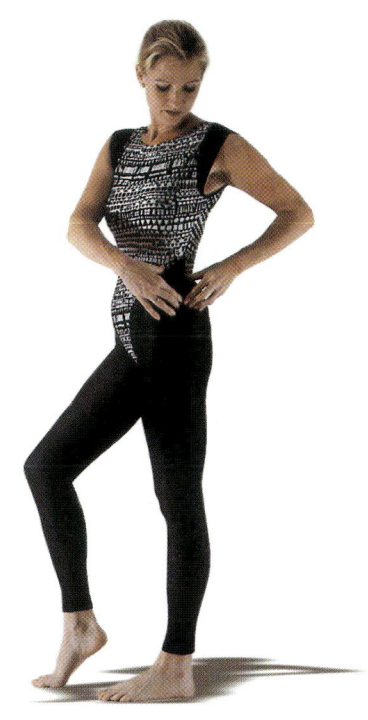

Einladung zum Mitmachen

Will man ein Ziel erreichen, muss man den Weg dorthin rasch in Angriff nehmen! Will man »oben herum« entspannen, festigen, straffen und korrigieren, heißt der sicherste Weg, erprobt wirksame Gymnastik zu machen.

Haben Sie sich nicht schon oft vorgenommen, ein bisschen Trägheit zu überwinden, um durch eine bessere Körperhaltung die Busenlinie zu korrigieren?

Sie sollen nicht durch zu viel Lesen vom Üben abgehalten werden, doch wichtige Informationen erleichtern nicht nur das richtige

Üben, sondern regen auch zum Mitmachen an. Es liegt an Ihrer Bewegungsbegeisterung, die empfohlenen Übungen konsequent auszuführen. Bei den Übungsabläufen finden Sie Hinweise, worauf es ankommt, wie man dazu richtig atmet und wie oft wiederholt werden soll, um den gewünschten Erfolg zu erzielen.

Jungsein heißt – im besten Sinne des Wortes –, mit positiver Ausstrahlung durchs Leben zu gehen.

Wie aber ist das möglich, wenn hängende Schultern die Energie spendende Atmung verhindern, wenn ein runder

Rücken den Busen »erdrückt«, wenn es an Selbstsicherheit mangelt und eine Depression sich ausbreitet? Zum Großteil liegt es in unserer Hand, ob man schon mit 30 zu altern beginnt oder mit 70 noch voller Aktivität und Vitalität ist. Weshalb machen es sich viele Menschen so schwer, wenn doch schon das Einfachste – vernünftige Gymnastik – helfen würde.

Starten Sie lieber heute als morgen, denn nichts wirkt so aufbauend und überzeugend als das Gefühl an sich zu arbeiten, durch Konsequenz von Tag zu Tag Negatives abzubauen und Positives zu gewinnen. Man kann durch Gymnastik eine Fehlhaltung verhindern. Wie bei einer »Kettenreaktion« werden so Verspannungen im Nackenbereich beseitigt und die Busenlinie wird verbessert.

Vielfach hört man noch immer, dass man nur durch große körperliche Anstrengung und viel Schweiß ein Übungsziel erreichen kann. Kein Wunder, dass die meisten sehr bald »das Handtuch werfen« und überhaupt auf körperliches Training verzichten.

Die Folgen liegen auf der Hand: von Mangel an Beweglichkeit, Atemnot, Organschwäche, schlaffen Muskeln, steifen Gelenken, Rundrücken bis zum frühen Altern.

Wer kennt sie nicht: junge Frauen, die bereits bemitleidenswert alt wirken. Hingegen wird eine 80-Jährige durch eine beschwingte Haltung Gesundheit und Lebensmut ausstrahlen.
Sollte man sich diese Erfahrung nicht zunutze machen und sich aufrichten – im wahrsten Sinne?

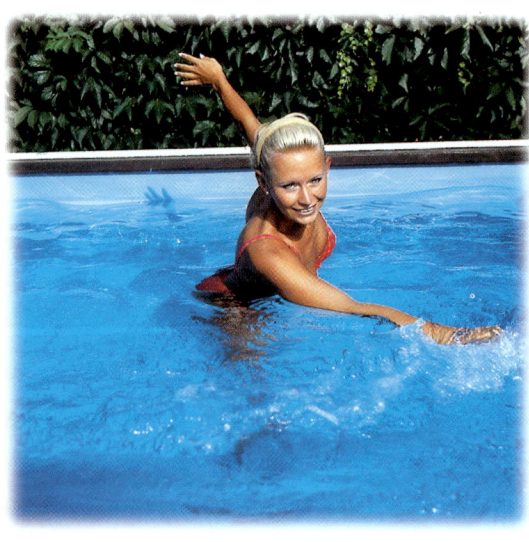

In diesem Buch wird wiederholt von Gymnastik für »oben herum« gesprochen, denn ein schöner Busen ist nur dann möglich, wenn die Haltung im Brustbereich tadellos ist und die haltenden und stützenden Muskeln einsatzbereit sind.

Kein runder Rücken kann entzücken und ein an sich schöner, fester Busen wird dadurch erdrückt und bleibt unscheinbar. Deshalb sollte Hand in Hand mit der Festigung der Brustmuskeln die Straffung der Schulterpartie einsetzen.

Ergänzend finden Sie Hinweise auf richtiges Verhalten während Alltagsbelastungen, z. B. durch den Beruf.

Außerdem zeigen wir Tipps zur Gymnastik im Wasser, die auf die Brustlinie Einfluss haben. Einfache Hilfsgeräte, die man zu Hause jederzeit zur Hand hat, runden Ihr Übungsprogramm ab, sodass Gymnastik nie langweilig werden kann.

Die Übungen sind einfach und leicht nachvollziehbar.

Man spürt bereits nach kürzester Zeit Erfolg und Wohlbefinden, hat so richtig Spaß an dieser Arbeit an sich selbst.

Ja, es kann so weit kommen, dass man ohne diese Gymnastik das Gefühl hat, etwas Wichtiges versäumt zu haben.

Man nimmt sich fest vor, am nächsten Tag auf keinen Fall darauf zu verzichten.

Genügen doch schon wenige Minuten, die im Laufe des Tages mit Sicherheit eingeplant werden können, sogar während der Arbeitszeit – eben so zwischendurch!

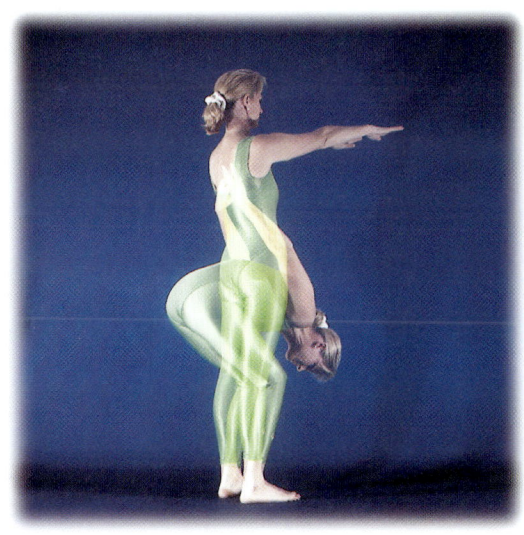

Ziele dieser Gymnastik sind:

- die Brustmuskeln zu festigen,

- die Taille schlank und elastisch zu machen,

- Verspannungen besonders im Nackenbereich zu beseitigen,

- die Oberkörperhaltung zu verbessern,

- Muskeln und Gelenke zu mobilisieren,

- die Atmung zu intensivieren,

- Ihre Selbstsicherheit zu stärken,

- eine jugendliche Ausstrahlung zu gewinnen.

Konnten Sie bisher wenig Begeisterung für körperliches Training aufbringen, so werden Sie diese unkomplizierten Tipps überzeugen. Und noch etwas ist wichtig: Unser Übungsziel ist der Bereich Oberkörper und Taille, doch werden wiederholt auch Zonen wie Bauch, Po und Beine mit einbezogen. Auch finden Sie in den Übungstexten Hinweise, wie oft man wiederholen, wie man dazu sinnvoll atmen und was vermieden werden soll.

Kurz: Diese Gymnastik ist vernünftig, zielführend und wird Sie begeistern.

Verlag und Autorin wünschen viel Erfolg und Bewegungsfreude!

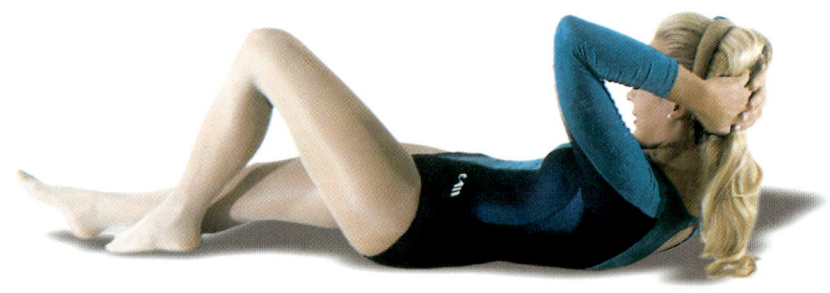

Gymnastik für den Busen

Als junges Mädchen hatte man einen festen, straffen Busen, war eher besorgt, dass er zu klein oder zu groß ausgefallen war – sogar die momentan favorisierte Mode spielte eine Rolle.

Von Jahr zu Jahr erschlafft das Bindegewebe mehr und man sucht Rat und Hilfe bei Präparaten, die schon nach kürzester Anwendung von außen oder innen Abhilfe versprechen.

Doch was kann man bereits vorbeugend tun, wie lässt sich Erschlaffen verhindern bzw. einschränken?

Man muss wissen, dass die Brustdrüsen vom Bindegewebe »ummantelt« sind und sich während der Schwangerschaft und Stillzeit verändern, aber auch Menstruation und Wechseljahre haben Einfluss.

Besonders bei einer großen Oberweite wird die Belastung für das Bindegewebe von Jahr zu Jahr stärker.

Wie kann man diesem Erschlaffen entgegenwirken?

Man muss die Pflege der Brust forcieren und die Durchblutung anregen. Dazu einige Tipps:

- Jeden Morgen und auch abends die Brust kalt duschen. Steht keine Brause zur Verfügung, kann man sich einfach über das Waschbecken neigen und kaltes Wasser von unten gegen den Busen sprühen.

- Verwenden Sie keine einengenden Büstenhalter, die den Busen einschnüren und zusammenpressen, sodass tagsüber die Zirkulation gehemmt wird. Sie nehmen dem Brustmuskeln jede Funktion und tragen so zum Erschlaffen bei.

- Nur kleine Busen können auf Büstenhalter verzichten. Besonders beim Sport braucht man eine leichte Fixierung, um nicht laufend oder springend eine Überdehnung durch das Gewicht des Busens zu fördern!

- Und vor allem: Die Brustmuskeln durch einfache Übungen festigen! Das sind jene Muskeln, die von der Achselhöhle zur Brust führen und dem Busen Halt geben. Nutzen Sie dazu die nun folgende Gymnastik!

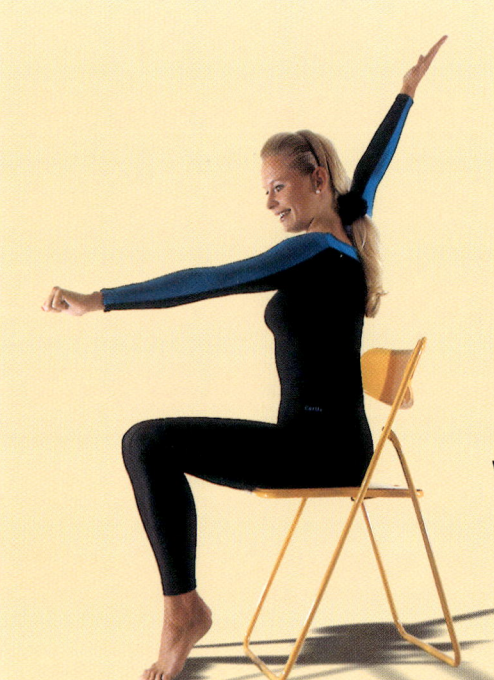

Dem Erschlaffen entgegenwirken

1

Beide Arme senkrecht hochhalten, bis in die Fingerspitzen strecken, Rücken bleibt gerade.

Übungsablauf:

Einen Arm energisch und gestreckt bis zur Waagrechten senken, zugleich zur Faust ballen – Zitrone ausdrücken wollen –, ausatmen.
Arm wieder hoch, einatmen.
Je Arm 10-mal üben, auch beide Arme zugleich senken.

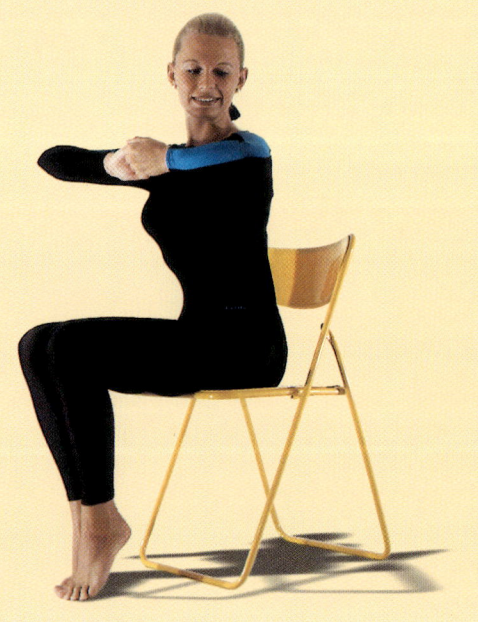

2

Mit aufrechtem Rücken sitzen, Finger vor der Brust ineinander haken, Ellbogen nach außen.

Übungsablauf:

Die Arme auseinander ziehen, also die Finger lösen wollen, ausatmen.
Dann wieder entspannen, Arme fallen lassen, einatmen.
Mindestens 10-mal wiederholen, die Dehnphase immer länger durchhalten – ca. 3 Sekunden.

3

Die Handflächen hoch über dem Kopf aneinander legen, auf eine gerade Körperhaltung achten.

Übungsablauf:

Die Handflächen fest aneinander drücken, dabei ausatmen, auch den Bauch »einziehen«. Dann entspannen und die Arme seitlich fallen lassen, einatmen.
Öfter wiederholen und noch intensiver zusammendrücken.

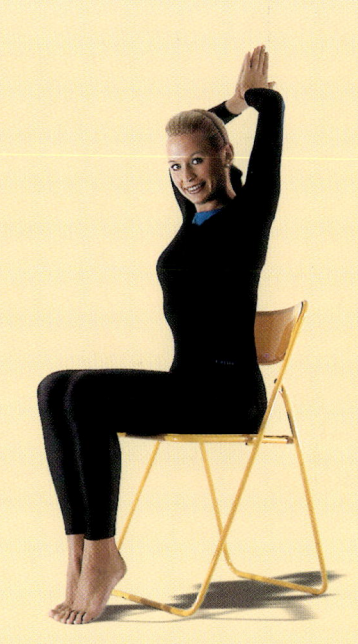

4

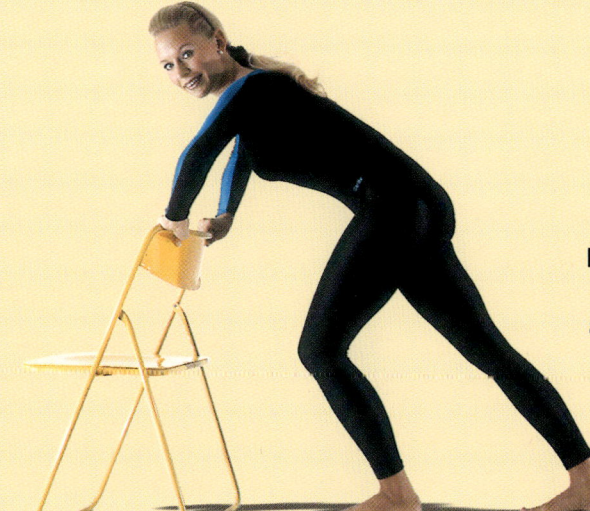

Hinter der Stuhllehne stehen, beide Hände auf die Rückenlehne stützen, große Schrittstellung.

Übungsablauf:

Die Arme abwinkeln, Körpergewicht nach vor verlagern, Ellbogen nach außen, ausatmen. Dann wieder aufrichten, Arme strecken, einatmen.
Nach 10 Wiederholungen die Beinstellung wechseln und 10-mal weiterüben.

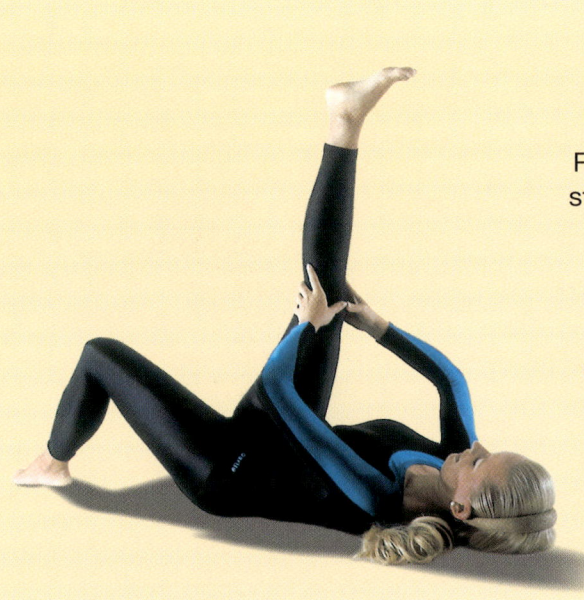

5

Rückenlage, die Füße nahe zum Becken stellen, ein Bein senkrecht hochstrecken.

Übungsablauf:

Beide Hände fassen an der Wade und ziehen das Bein in Richtung Körper, dabei Ellbogen nach außen abwinkeln, ausatmen. Dann wieder nachgeben, Brustmuskeln und Arme entspannen, einatmen.
10-mal wiederholen, dann ebenso mit dem anderen Bein weiterüben.

6

Auf einer weichen Unterlage knien, Hände vorn auf den Boden stützen, Bankstellung.

Übungsablauf:

Die Arme beugen, Ellbogen nach außen, ausatmen, der Rücken bleibt gerade, Kopf senken. Dann wieder hochdrücken, einatmen. So werden auch die Muskeln im Bereich der Schulterblätter aktiviert.
10-mal wiederholen.

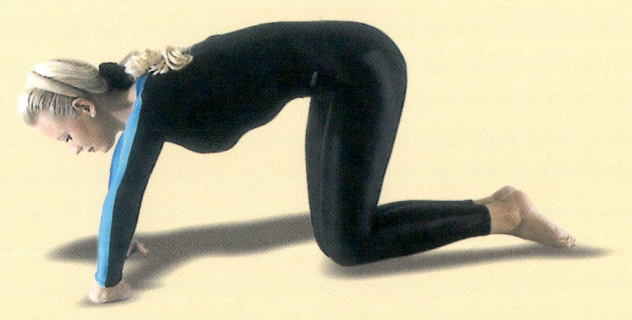

Gymnastik
mit einem Kleiderbügel

Ergänzen Sie Ihr Programm für den schönen Busen!

1

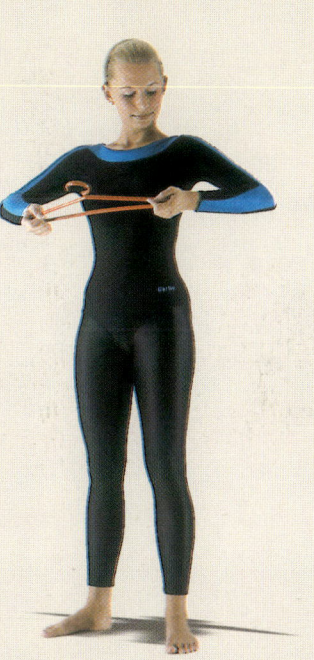

Die Beine wenig breitstellen, Bügel in Brusthöhe an beiden Ende festhalten.

Übungsablauf:

Ellbogen anheben und den Bügel zusammendrücken wollen, ausatmen, zugleich Bauch und Po anspannen. Wieder nachgeben, Spannung lösen, intensiv einatmen. Blickrichtung zu einer Hand, also Kopf nicht hängen lassen, Rücken bleibt gerade.
Mehrmals wiederholen.

2

Beine breit, Bügel hinter den Oberschenkeln waagrecht halten.

Übungsablauf:

Ohne Vorneigen des Oberkörpers die Arme samt Bügel gestreckt hinten heben, einatmen. Langsam wieder senken, ausatmen. Diese Bewegung dehnt zugleich auch den Brustkorb, korrigiert die Haltung und damit die Busenlinie!
Zumindestens 10-mal wiederholen.

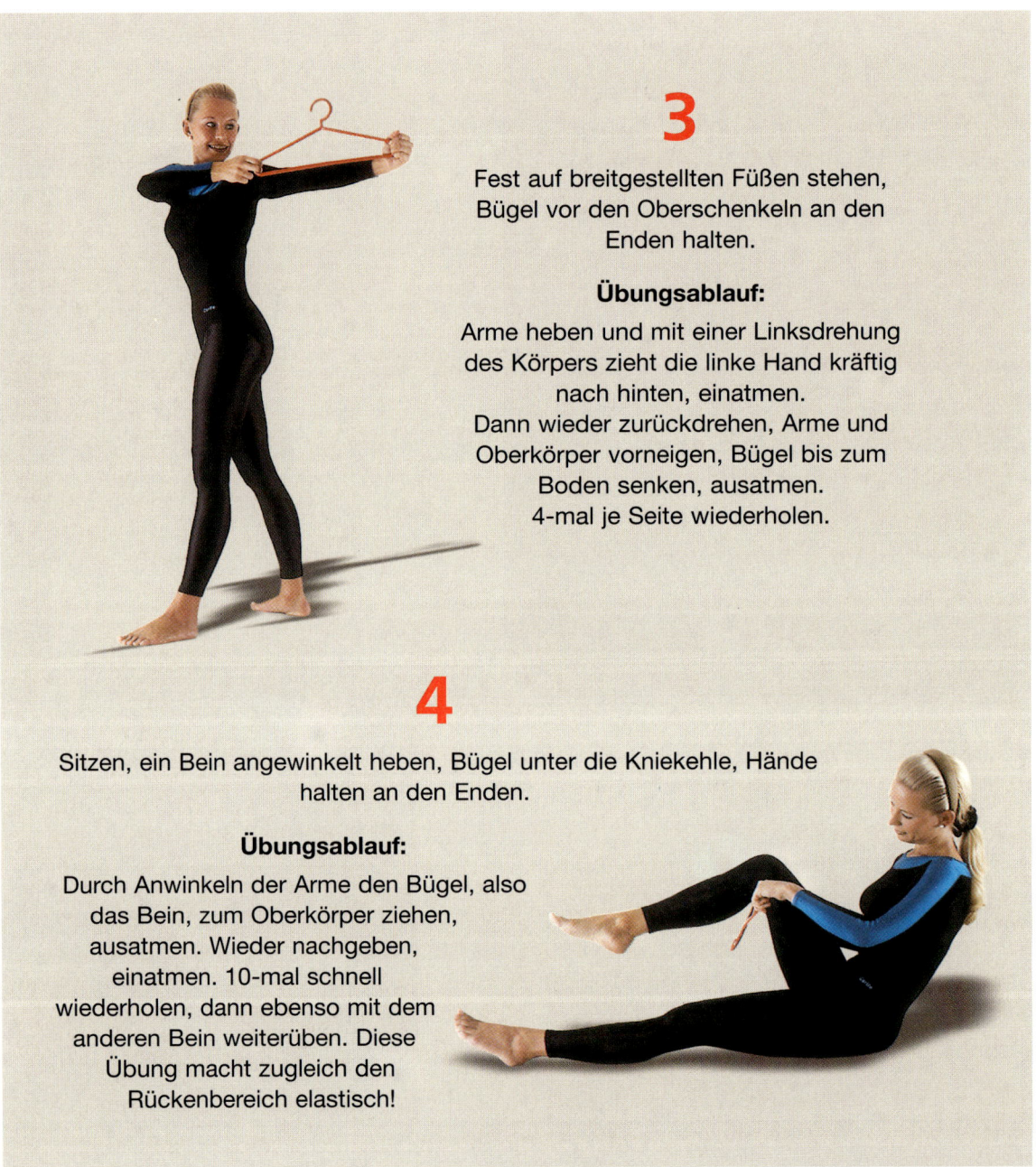

3

Fest auf breitgestellten Füßen stehen, Bügel vor den Oberschenkeln an den Enden halten.

Übungsablauf:

Arme heben und mit einer Linksdrehung des Körpers zieht die linke Hand kräftig nach hinten, einatmen.
Dann wieder zurückdrehen, Arme und Oberkörper vorneigen, Bügel bis zum Boden senken, ausatmen.
4-mal je Seite wiederholen.

4

Sitzen, ein Bein angewinkelt heben, Bügel unter die Kniekehle, Hände halten an den Enden.

Übungsablauf:

Durch Anwinkeln der Arme den Bügel, also das Bein, zum Oberkörper ziehen, ausatmen. Wieder nachgeben, einatmen. 10-mal schnell wiederholen, dann ebenso mit dem anderen Bein weiterüben. Diese Übung macht zugleich den Rückenbereich elastisch!

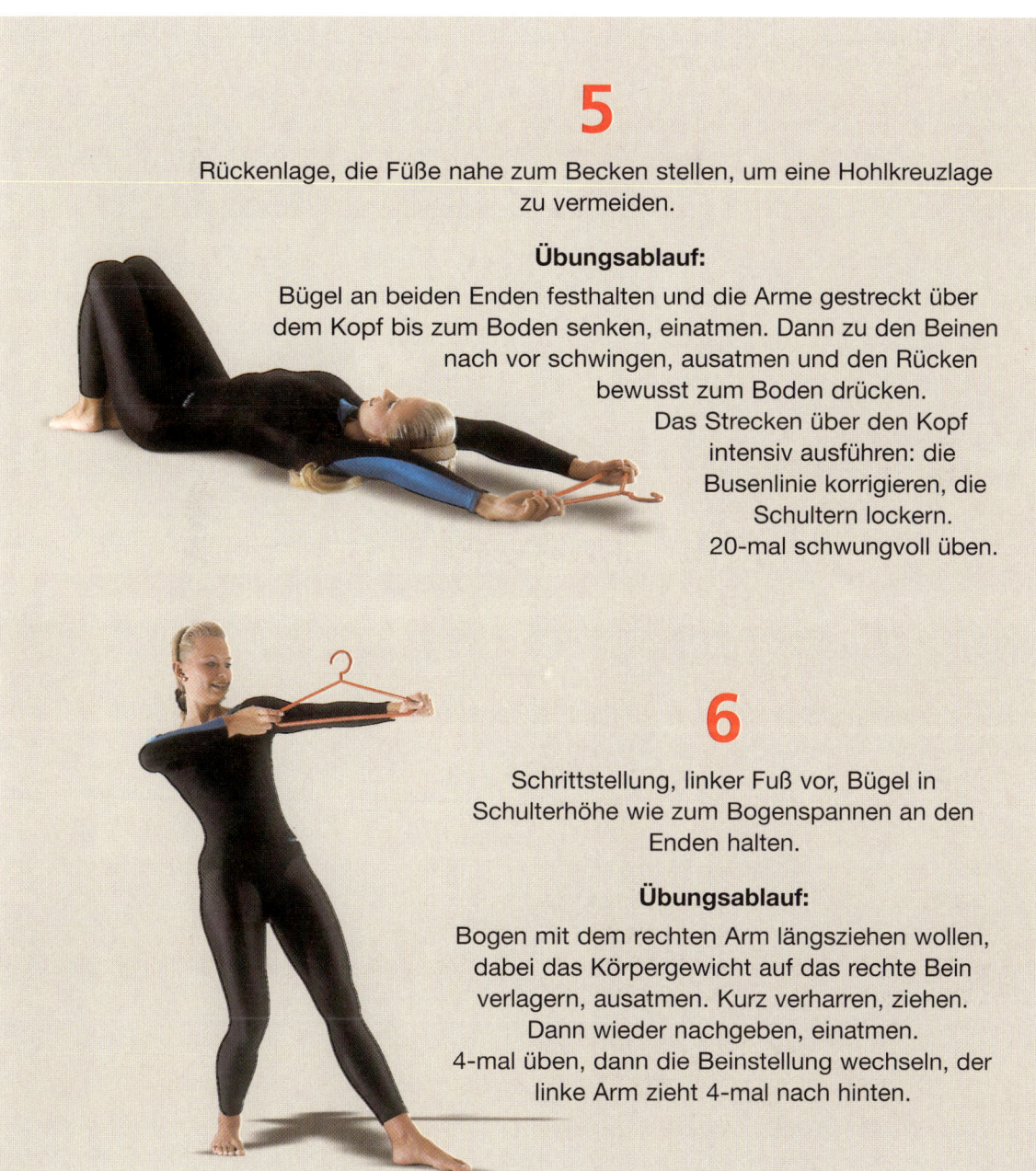

5

Rückenlage, die Füße nahe zum Becken stellen, um eine Hohlkreuzlage zu vermeiden.

Übungsablauf:

Bügel an beiden Enden festhalten und die Arme gestreckt über dem Kopf bis zum Boden senken, einatmen. Dann zu den Beinen nach vor schwingen, ausatmen und den Rücken bewusst zum Boden drücken.
Das Strecken über den Kopf intensiv ausführen: die Busenlinie korrigieren, die Schultern lockern.
20-mal schwungvoll üben.

6

Schrittstellung, linker Fuß vor, Bügel in Schulterhöhe wie zum Bogenspannen an den Enden halten.

Übungsablauf:

Bogen mit dem rechten Arm längsziehen wollen, dabei das Körpergewicht auf das rechte Bein verlagern, ausatmen. Kurz verharren, ziehen. Dann wieder nachgeben, einatmen.
4-mal üben, dann die Beinstellung wechseln, der linke Arm zieht 4-mal nach hinten.

Sind Sie (noch) elastisch?

Sind Sie beweglich genug, um mit den Aufgaben des Alltags Schritt halten zu können?

Weshalb ist es so wichtig, sich Beweglichkeit zu erhalten?

Gewiss könnte man auch mit steifen Gelenken leben, aber man würde stets in irgendeiner Form beeinträchtigt sein. Denken Sie an die vielen Tätigkeiten im Haushalt, an Ihre Freizeitgestaltung.

Man hört immer wieder: »Ich mache ohnehin bei der Haus- und Gartenarbeit genug Bewegung!« Doch genügt das, um einer Versteifung der Gelenke vorzubeugen, um den Kreislauf zu stabilisieren?

Und schon folgt die nächste »Entschuldigung«: »Das sind einfach Abnützungserscheinungen.«

Aus dem Munde einer 30-Jährigen klingt das wohl nicht sehr glaubhaft.

Kurz gesagt: Vielfach ist man selbst schuld, dass die Beweglichkeit und damit auch die Freude an der Bewegung nachlässt.

Bewegt man über Jahre Muskeln, Gelenke und Bänder nur minimal, darf man sich nicht wundern, wenn sie an Elastizität verlieren.

Wie ist es mit Ihrer Beweglichkeit bestellt?

Da wir in diesem Buch primär die Körperpartien »oben herum« und die Taille ansprechen, können Sie mit Hilfe einfacher Bewegungsaufgaben einen »Elastik-Test« machen.

Die logische Konsequenz daraus wäre dann, sofort mit wirksamer Gymnastik zu starten und bei Ihrem Übungsprogramm gezielt mehr für jene Partien zu tun, die nicht so beweglich sind, wie sie sein sollten.

Und so lautet die Frage: »Können Sie …?«

Schultern

Test 1

Können Sie einen Arm schwungvoll seitlich heben und die Hand bis zum Hinterkopf bringen, ohne dass der Kopf vorgeneigt und der Rücken rund gemacht wird?
Gelingt es ebenso gut mit dem anderen Arm?

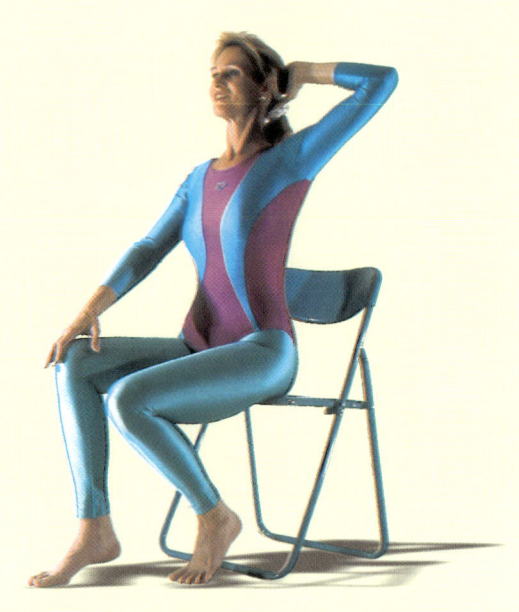

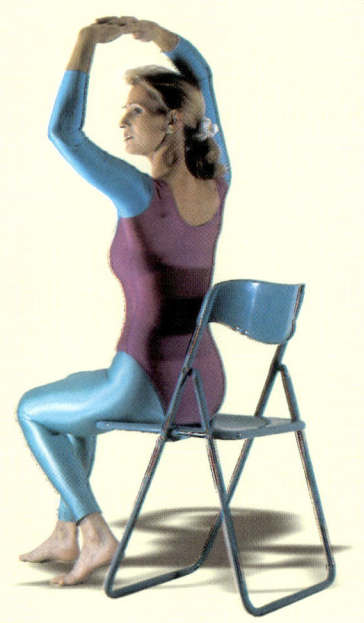

Test 2

Können Sie beide Arme heben, oben mit Handfassung abwechselnd nach links und rechts ziehen?
Bei aufrechtem Rücken und nach beiden Richtungen hin gleich intensiv?

19

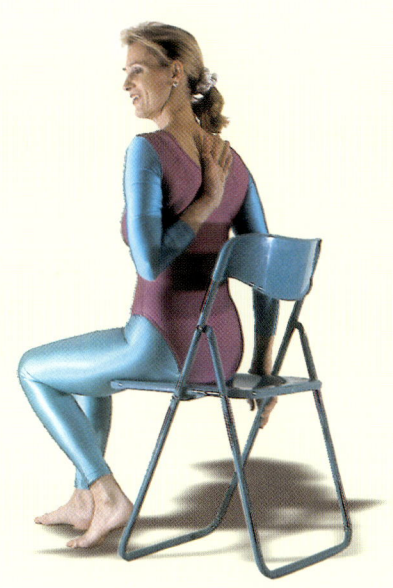

Haltung

Test 3

Können Sie die Rückenmuskeln so gut beherrschen, dass ein Handrücken bis zwischen die Schulterblätter geschoben werden kann? Gelingt es mit dem anderen Arm ebenso leicht?

Test 4

Können Sie die Handflächen über dem Kopf aneinander legen und so die Arme nach oben strecken? Dabei den Kopf weder nach vor noch nach hinten neigen, die Rückenspannung fühlen?

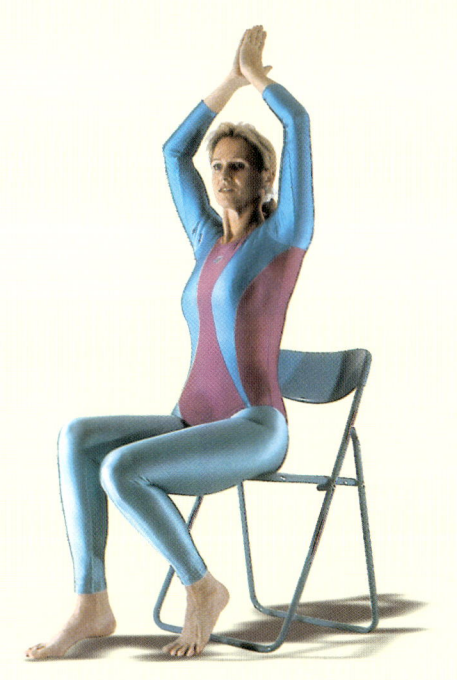

Taille

Test 5

Können Sie hinter dem Stuhl
stehend bei aufgestützten Händen
ein Bein seitlich bis in Hüfthöhe
gestreckt heben? Sich nicht vom
Bein weg neigen!
Geht es mit dem anderen Bein
ebenso hoch?

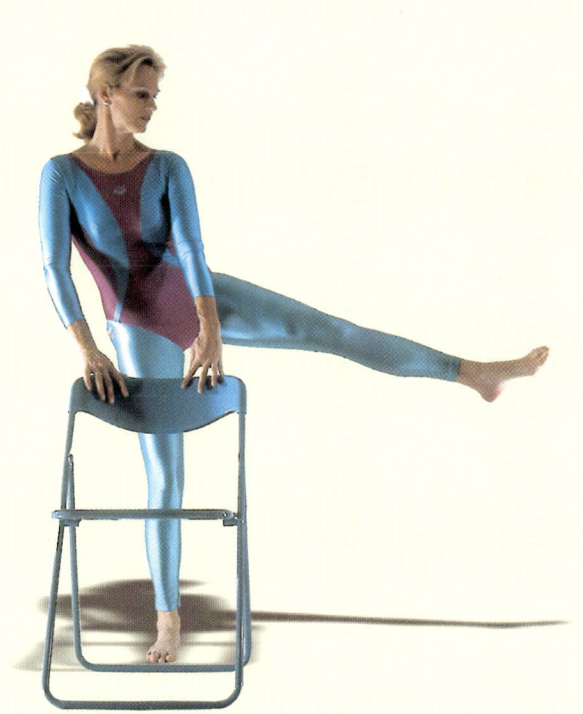

Test 6

Können Sie sich sitzend so weit seitlich
tief neigen, dass die Hand den Boden
berührt?
Und wie sieht es nach der anderen
Seite hin aus, ist die Taille nach beiden
Richtungen gleich beweglich?

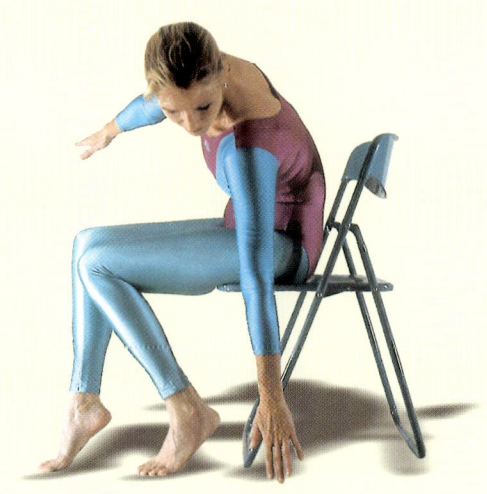

Kopf hoch – ist nicht immer richtig!

Erfreulich ist, dass immer mehr Menschen auch zu Hause Gymnastik machen. Doch selbst in so manchen Vereinskursen wird noch viel zu wenig auf die Kopfhaltung während eines Übungsablaufes geachtet. Warum auch? Es wird gebückt und gedreht. Fein, dass alle so recht und eben leider auch schlecht mitmachen.

Hier soll keineswegs Ihr Übungseifer verteufelt werden – im Gegenteil! Gerade in Verbindung mit der Beweglichkeit im Nacken wird eine positive Reaktion in der gesamten Wirbelsäule stattfinden. Anhand eines einfachen Übungsbeispiels ist das leicht zu erklären!

Man sitzt mit langgestreckten Beinen auf dem Boden und soll nun mit vorgeneigtem Oberkörper die Hände bis zu den Füßen bringen. Die Wirbelsäule muss also nicht nur »oben«, sondern besonders im Kreuzbereich nachgeben können, um das Übungsziel zu erreichen. Wird aber der Kopf krampfhaft hochgehalten, indem man geradeaus blickt, blockiert man den Bewegungsablauf in den Bereichen Nacken und Gesamtwirbelsäule, die Muskeln kommen in »Hochspannung«, die Bandscheiben werden einseitig belastet.

Wir wollen hier nicht »das Kind mit dem Bade ausschütten«, denn eine nur vorübergehende einseitige Belastung, auf die sogleich eine Entspannung folgt, kann keinen Schaden anrichten. Auch im Leistungssport kommt es mitunter zu einer »Überdosis«.

Gerade Laien im Sport sollen darüber Bescheid wissen. Anhand jedermann bekannter Übungen soll hier zuerst die falsche, negative und dann die richtige, sinnvolle Ausführung gezeigt werden.

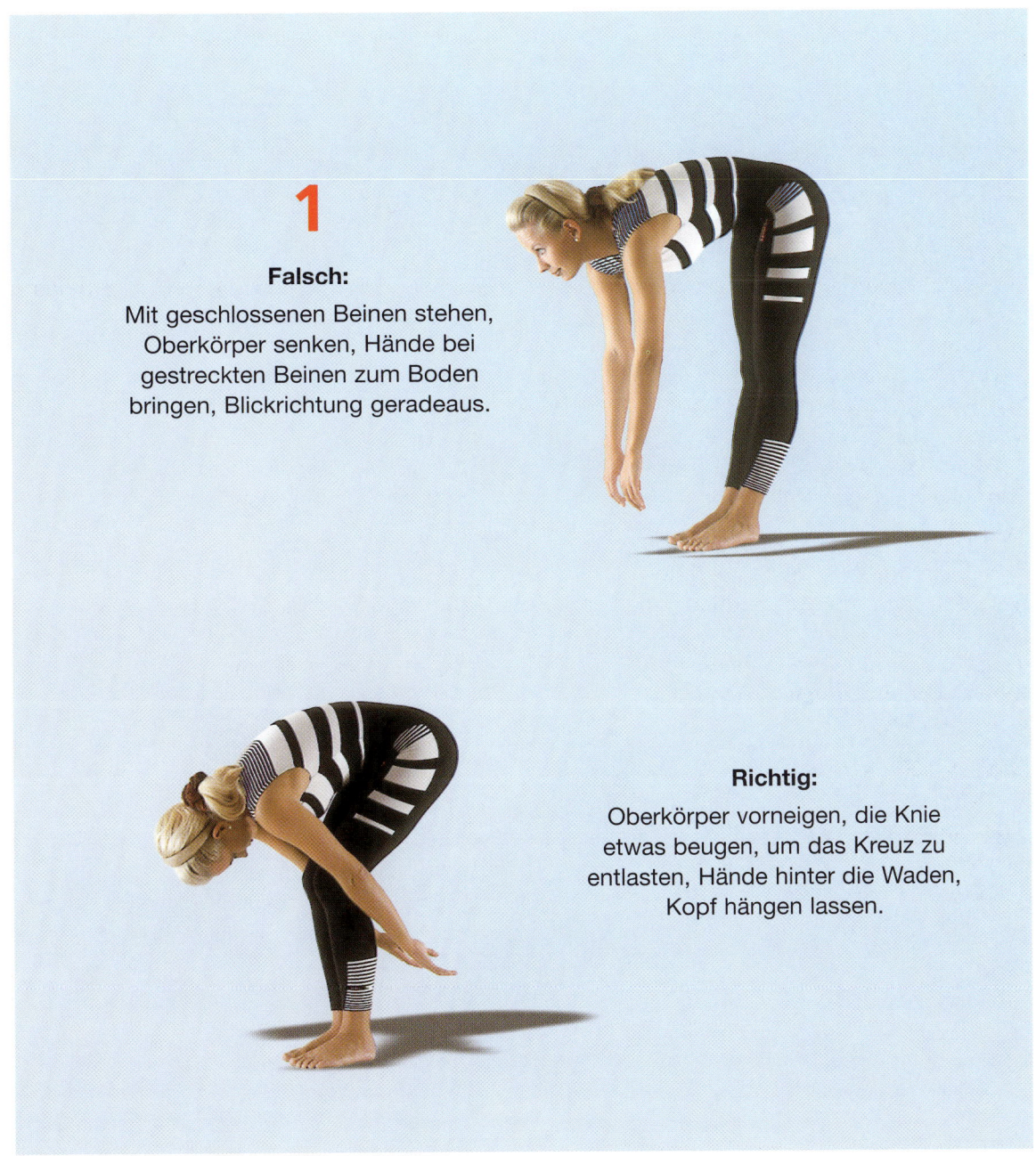

1

Falsch:

Mit geschlossenen Beinen stehen, Oberkörper senken, Hände bei gestreckten Beinen zum Boden bringen, Blickrichtung geradeaus.

Richtig:

Oberkörper vorneigen, die Knie etwas beugen, um das Kreuz zu entlasten, Hände hinter die Waden, Kopf hängen lassen.

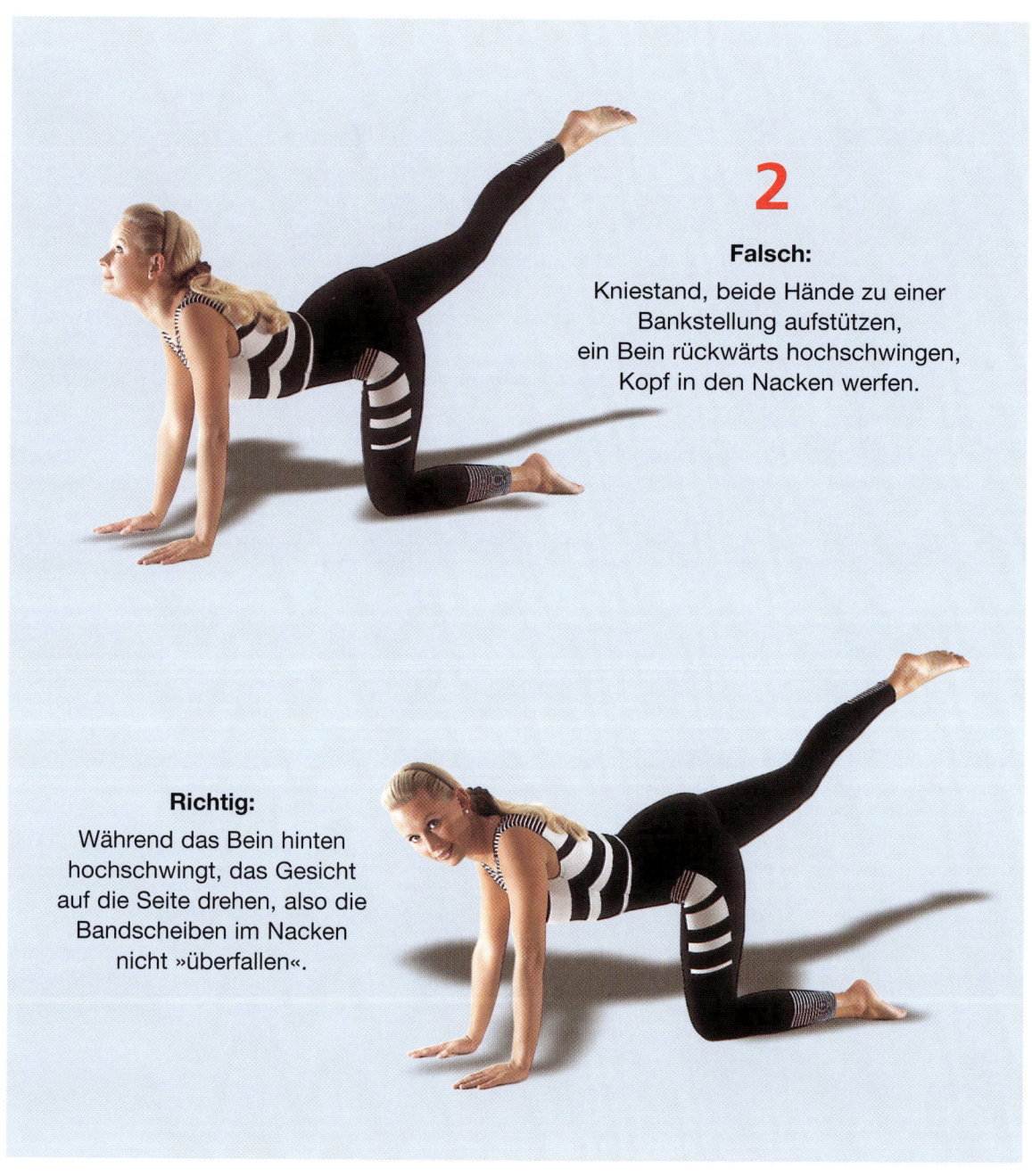

2

Falsch:
Kniestand, beide Hände zu einer
Bankstellung aufstützen,
ein Bein rückwärts hochschwingen,
Kopf in den Nacken werfen.

Richtig:
Während das Bein hinten
hochschwingt, das Gesicht
auf die Seite drehen, also die
Bandscheiben im Nacken
nicht »überfallen«.

3

Falsch:

Sitzen, die Beine langstrecken,
mit beiden Händen zu den
Füßen vorwippen,
Kopf gehoben,
verhindert das Nachgeben in
der Wirbelsäule.

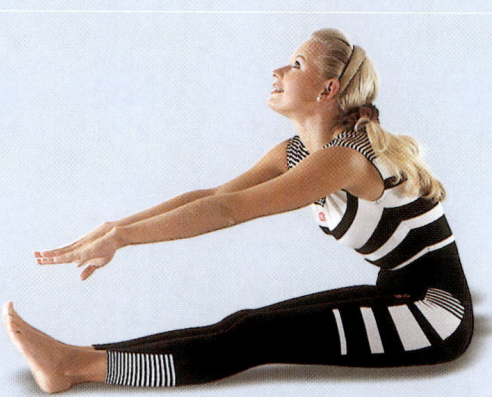

Richtig:

Während des Vorneigens die Stirn in
Richtung Knie senken, den Kopf
hängen lassen.
Nicht nachwippen, sondern den
Körper vorstrecken.

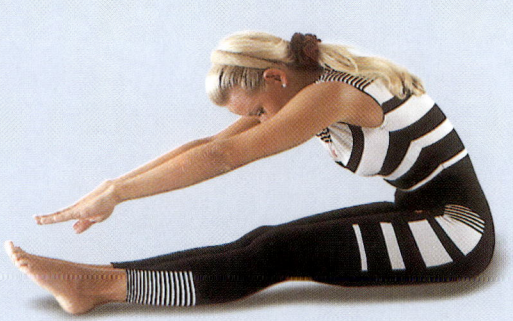

25

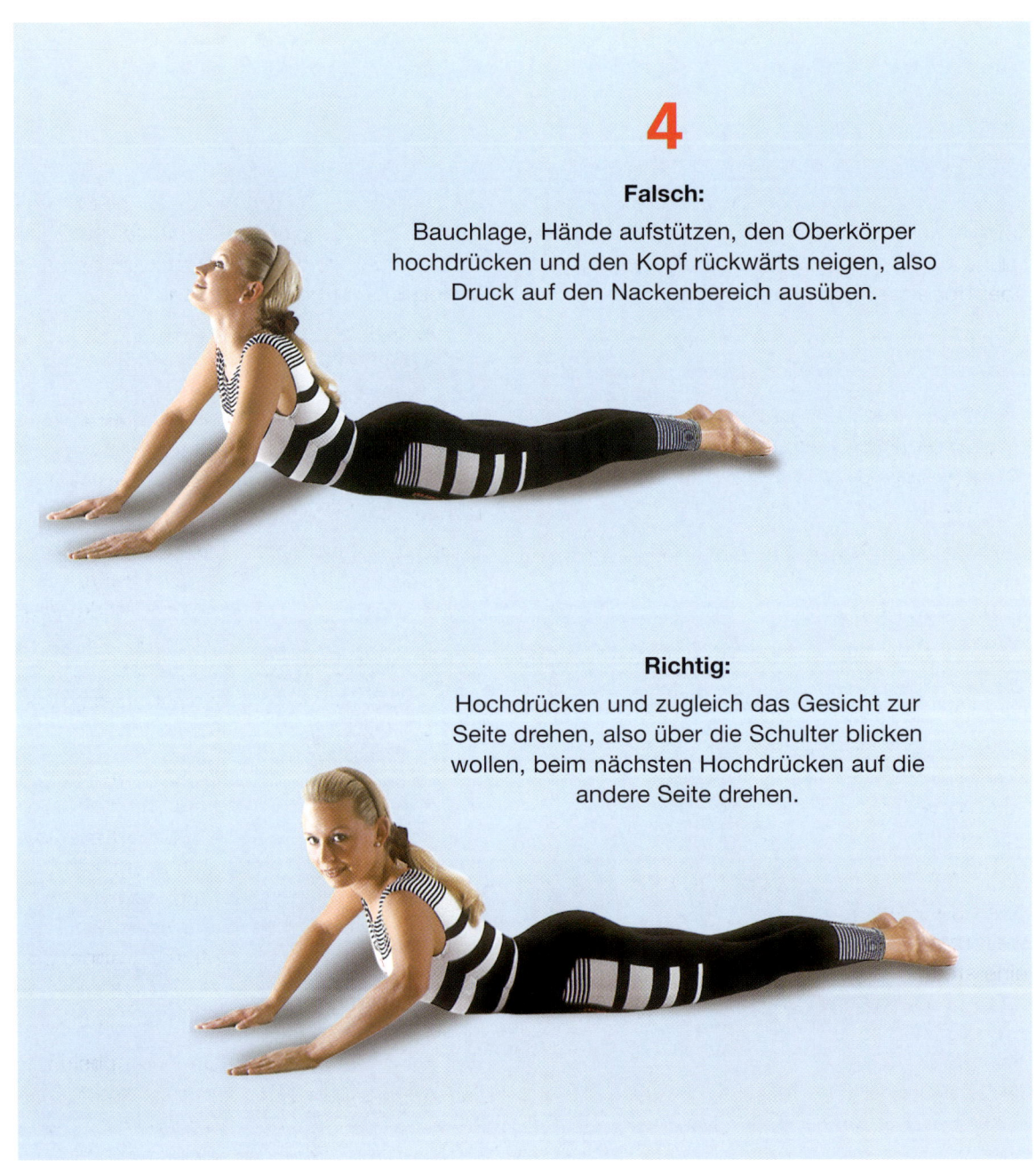

4

Falsch:

Bauchlage, Hände aufstützen, den Oberkörper hochdrücken und den Kopf rückwärts neigen, also Druck auf den Nackenbereich ausüben.

Richtig:

Hochdrücken und zugleich das Gesicht zur Seite drehen, also über die Schulter blicken wollen, beim nächsten Hochdrücken auf die andere Seite drehen.

Gymnastik für die Taille

Es ist nicht zu übersehen: Man trägt wieder Taille! Zwar nicht so eingeschnürt und stark ausgeprägt wie während der 50er Jahre, aber doch als Körpermitte erkennbar.

Was soll man nun tun, wenn man sie nicht von Natur aus besitzt?

Als kleiner Trost: Die Zentimeter allein sind nicht so ausschlaggebend, vielmehr die Beweglichkeit rund um die Mitte soll deutlich spürbar sein.

Eines steht fest: Wer sich elastisch bewegt, wirkt auf alle Fälle schlanker als ein steifer, wenn auch dünner Körper.

Um diese Beweglichkeit zu erreichen und zu erhalten, nützt allein gezielt eingesetzte Gymnastik.

Aus Erfahrung weiß man, dass eine steife, wenn auch dünne Körpermitte nie die gleiche Reaktionsfähigkeit besitzt, sollte man stolpern oder gar stürzen.

Ist die Taille jedoch imstande schnell zu reagieren und nachzugeben, kann so manche Unsicherheit verhindert und mitunter eine Verletzung vermieden werden.

So bietet eine elastische Taille alle Voraussetzungen um bewegungsfreudig zu sein. Bedenken Sie, dass auch jede Sportart, sei es nun Tennis, Schifahren, Golf, ja selbst Wandern, nur dann zum Bewegungserlebnis wird, wenn man sich rundum schlank fühlt.

Nicht zu übersehen ist, dass diese Beweglichkeit um die Taille eine äußerst positive Wirkung auf die Elastizität Ihrer Wirbelsäule im Kreuzbereich ausübt.

Jede Drehbewegung um die Mitte führt zwangsläufig zur Aktivierung der Rückenmuskeln – jener Muskelgruppe, die als Stützapparat der Wirbelsäule dient.

Um Abwechslung zu bieten, schlagen wir zwei Übungsprogramme vor.

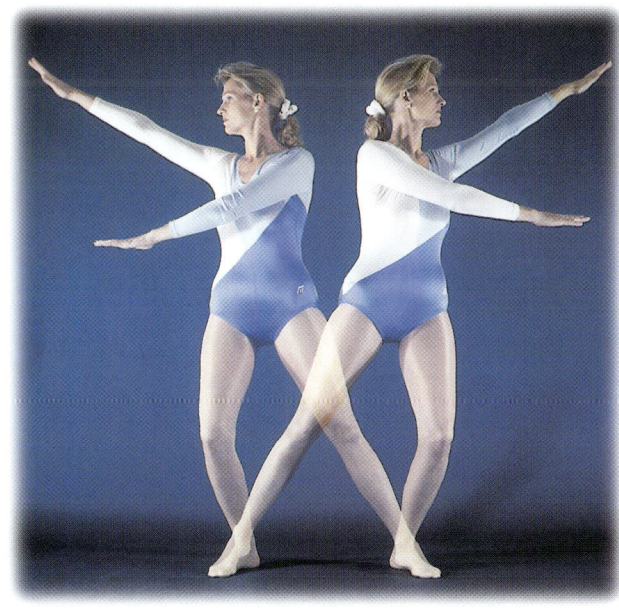

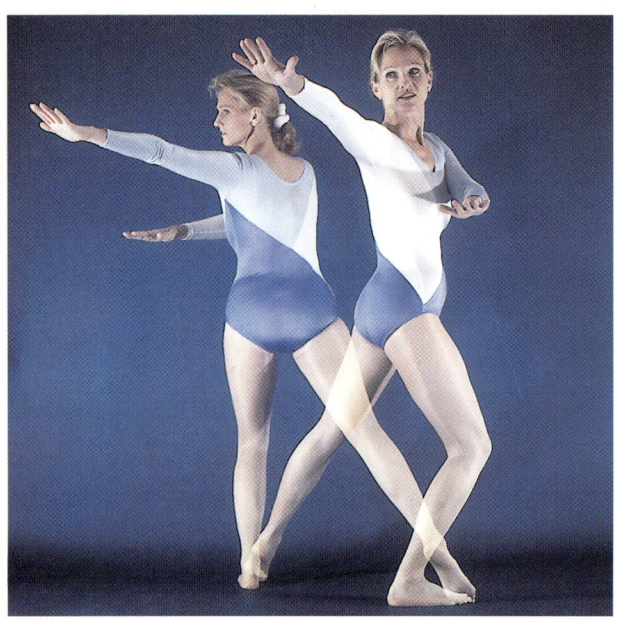

Programm A

1

Beine breit, Körpergewicht auf das linke Bein verlagern, Arme links.

Übungsablauf:

Gewicht nach rechts verlagern, Arme weit nach rechts schwingen und etwas nach hinten drehen, Blickrichtung immer zu den Armen. Nach einer Richtung hin ein-, nach der anderen ausatmen. 10-mal hin und her schwingen, immer am »Endpunkt« zurückdrehen.

2

Beine ganz breitstellen, Arme in Schulterhöhe zur Seite strecken, Rücken gerade.

Übungsablauf:

Gewicht nach links verlagern, linkes Knie gibt nach, die rechte Hand weit über den linken Fuß hinaus zum Boden bringen (wollen!), ausatmen. Wieder ganz aufrichten, einatmen. Dann mit der linken Hand tief nach rechts. 10-mal wiederholen.

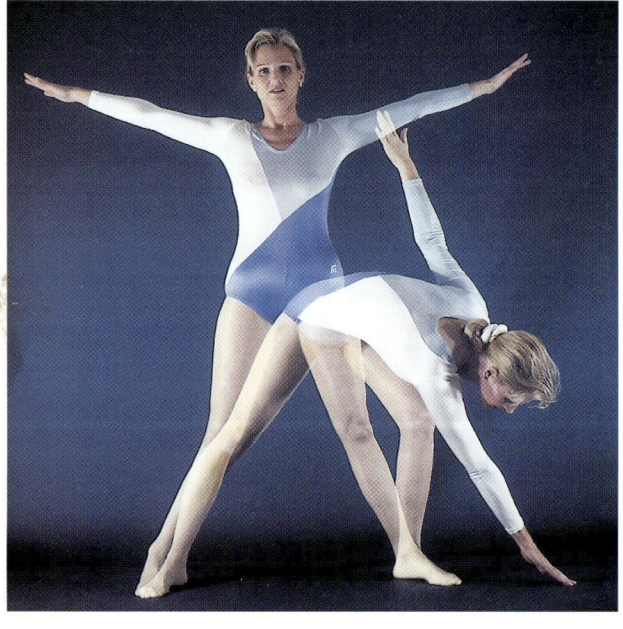

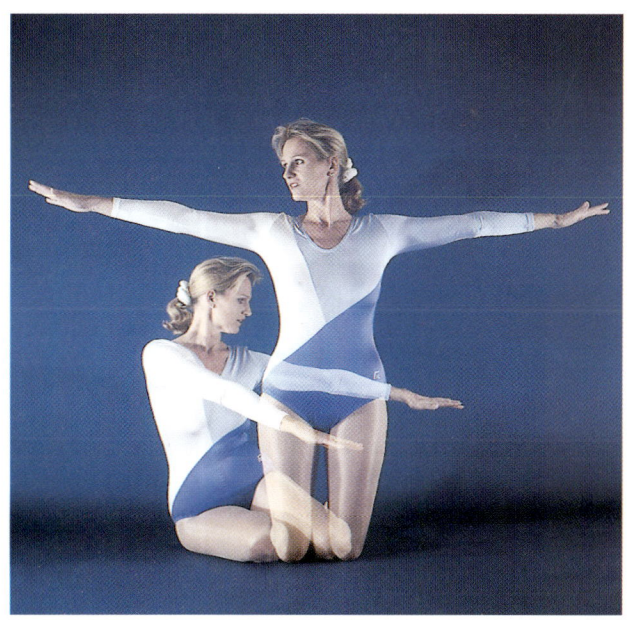

3

Auf einer weichen Unterlage knien, Arme zur Seite halten, Rücken strecken.

Übungsablauf:

Rechts neben die Beine setzen – notfalls mit der rechten Hand aufstützen – ausatmen. Arme im Gegenschwung nach links bringen. Wieder hochkommen, einatmen. Dann nach links setzen, Arme rechts schwingen. 5-mal je Richtung wiederholen.

4

Sitzen, die Beine langstrecken, keine zu weiche Unterlage, Massagewirkung!

Übungsablauf:

Auf dem Po nach links rollen, linke Hand stützen, rechten Arm hoch, stark um die Taille mitdrehen, einatmen. Dann zur anderen Seite hin rollen, drehen, ausatmen.
10-mal hin und her rollen, jedesmal den Rücken strecken.

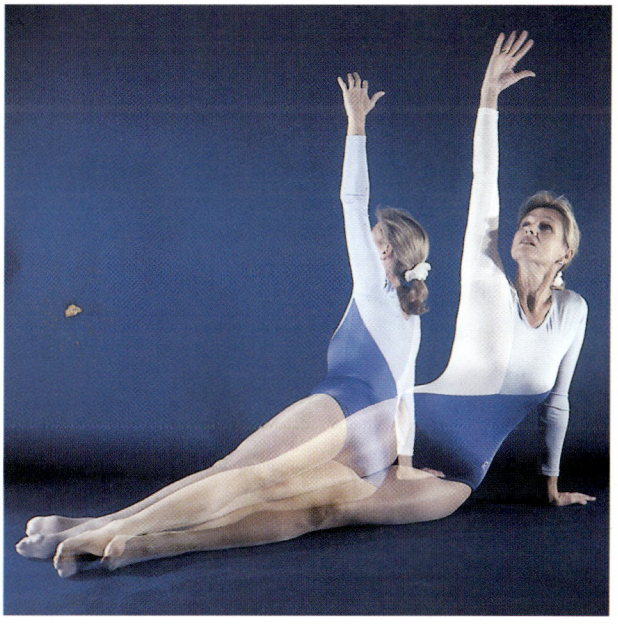

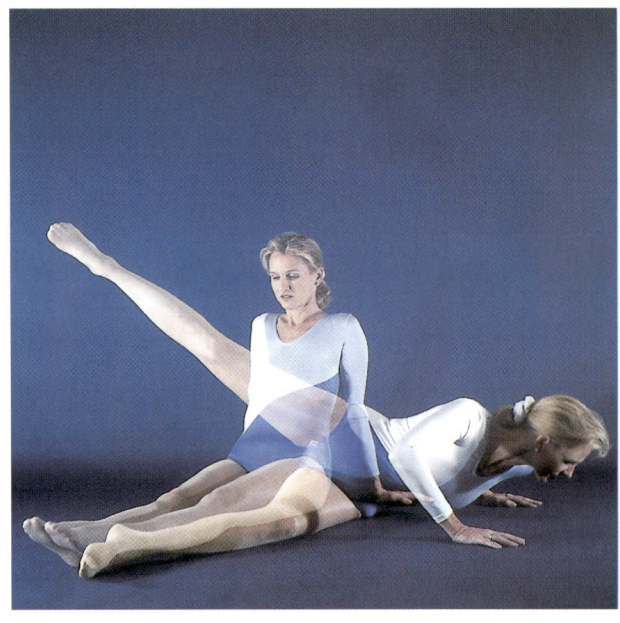

5

Mit gestreckten Beinen sitzen, Hände auf den Boden stützen, Oberkörper aufrichten.

Übungsablauf:

Oberkörper nach links senken, Hände aufstützen und zugleich das rechte Bein rückwärts hochschwingen, ausatmen. Mit den Armen abstoßen, aufrichten, einatmen. Dann tief nach rechts. 10-mal wiederholen.

6

Auf der rechten Seite liegen, Unterarm aufstützen, die Beine bleiben gestreckt.

Übungsablauf:

Das oben liegende, also linke Bein seitlich heben, um die Taille Wirkung spüren, einatmen. Dann wieder zum anderen Bein senken, Bauch und Po anspannen, ausatmen. 10-mal wiederholen. Dann auf die andere Seite rollen und mit dem rechten Bein hochschwingen.

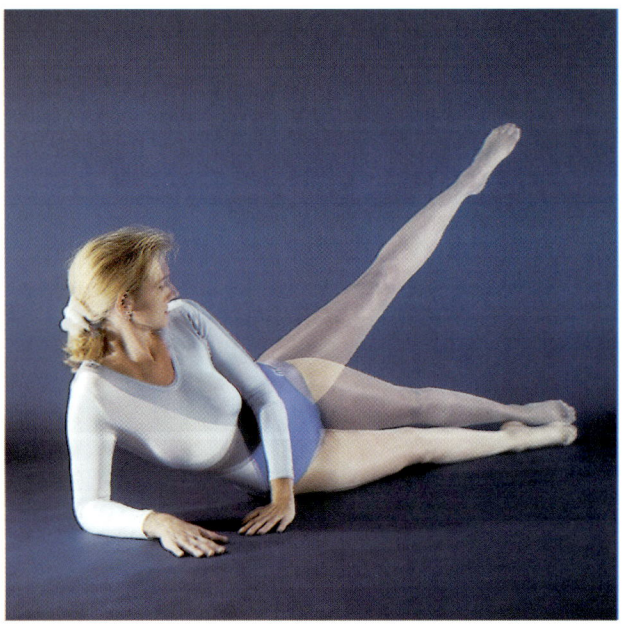

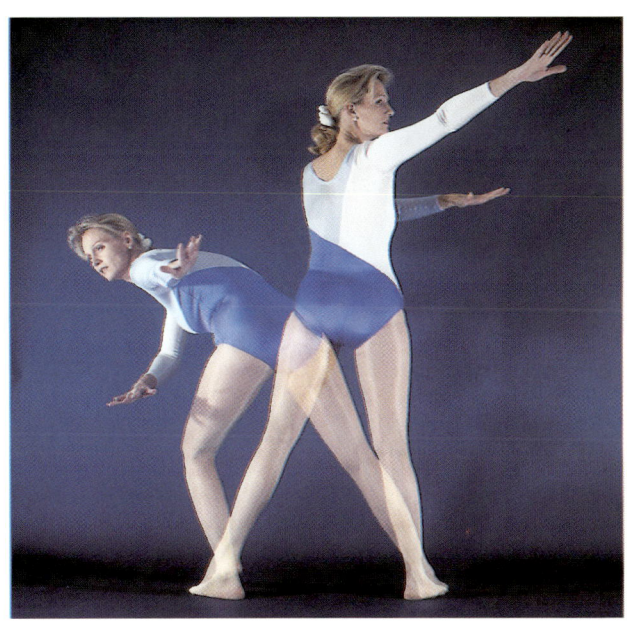

Programm B

1

Beine breit, Arme weit nach rechts heben, Körpergewicht ist rechts.

Übungsablauf:

Gewicht auf das linke Bein verlagern und zugleich den Oberkörper tief schwingen, weit nach hinten links ausholen, ausatmen. Wieder aufrichten, Arme nach rechts, einatmen.
5-mal wiederholen. Dann zur anderen Seite tief schwingen.

2

Knien, rechtes Bein zur Seite stellen, aufrechte Haltung, Arme hängen lassen.

Übungsablauf:

Oberkörper zum seitlich gestellten Bein senken, zugleich den linken Arm über den Kopf schwingen, einatmen. Dann wieder aufrichten und mit der linken Hand links den Boden berühren, ausatmen.
5-mal wiederholen. Dann Beinstellung und Richtung wechseln.

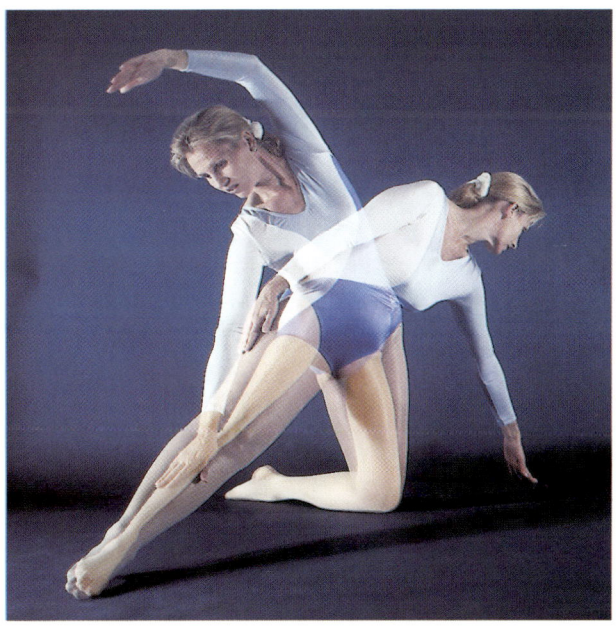

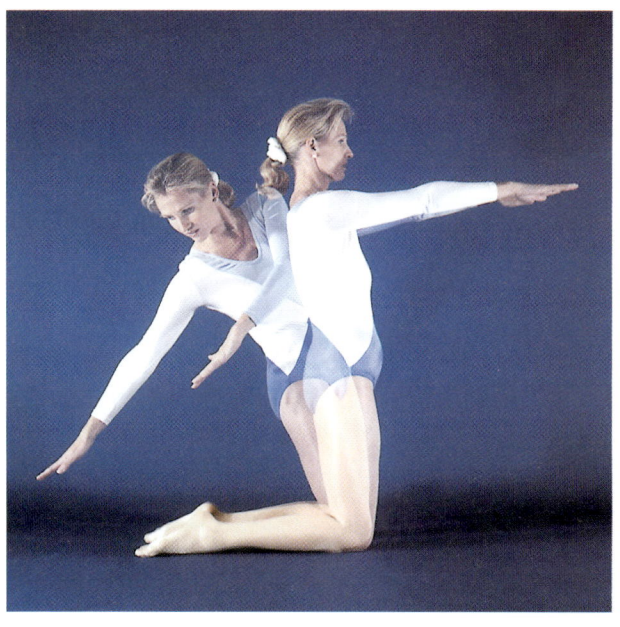

3

Auf einer weichen Unterlage knien, Arme waagrecht nach vor halten.

Übungsablauf:

Mit einer Rechtswendung des Oberkörpers rückwärts neigen, rechte Hand in Richtung Boden, ausatmen. Bauch und Po anspannen. Wieder hochkommen, entspannen, einatmen. Je 5-mal nach beiden Seiten wiederholen.

4

Kniestand, beide Hände vorne aufstützen, Kopf hängen lassen.

Übungsablauf:

Das linke Bein zur linken Seite schwingen, um die Taille bewusst nachgeben, Kopf nach links drehen, ausatmen. Dann wieder zum anderen Bein knien, einatmen.
5-mal je Seite wiederholen, dann noch 10-mal abwechselnd die Beine links und rechts vorschwingen.

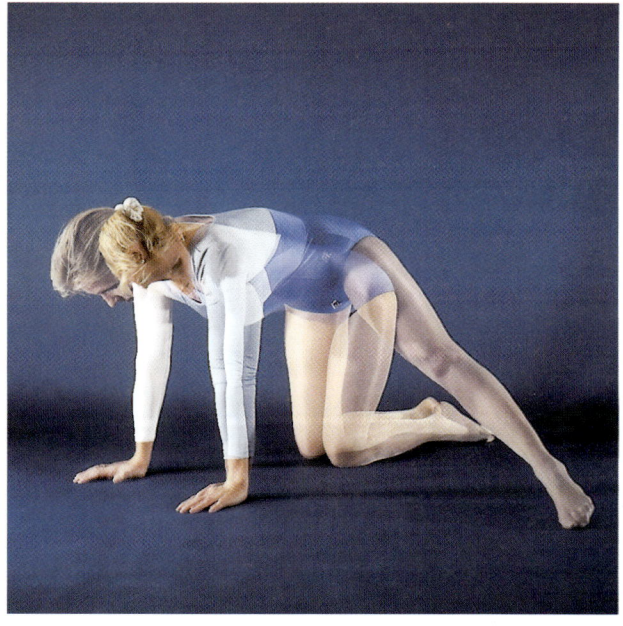

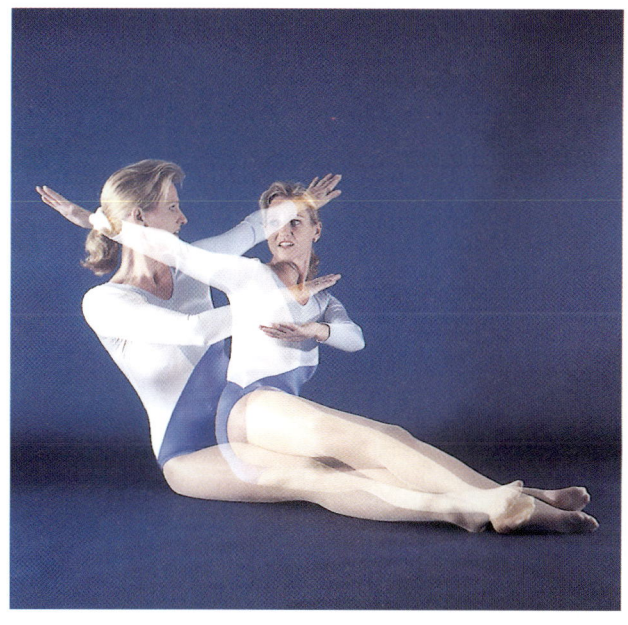

5

Sitzen, die Beine bleiben gestreckt, bei geradem Rücken die Arme nach vor halten.

Übungsablauf:

Auf dem Po hin und her rollen, die Arme pendeln im Gegenschwung mit, um nicht die Balance zu verlieren. Das heißt: Geht der Po links hoch, schwingen die Arme nach rechts und umgekehrt.
Beim Rechtsschwung ausatmen, beim Linksschwung einatmen.

6

Rückenlage, die Arme in Schulterhöhe ausbreiten, Handflächen zum Boden

Übungsablauf:

Beine hochstrecken, dann Knie abwinkeln und zugleich die Beine links zum Boden senken, einatmen. Beine wieder hochstrecken, ausatmen.
5-mal je Richtung wiederholen. Hände fest auf dem Boden lassen, starke Bewegung um die Taille.

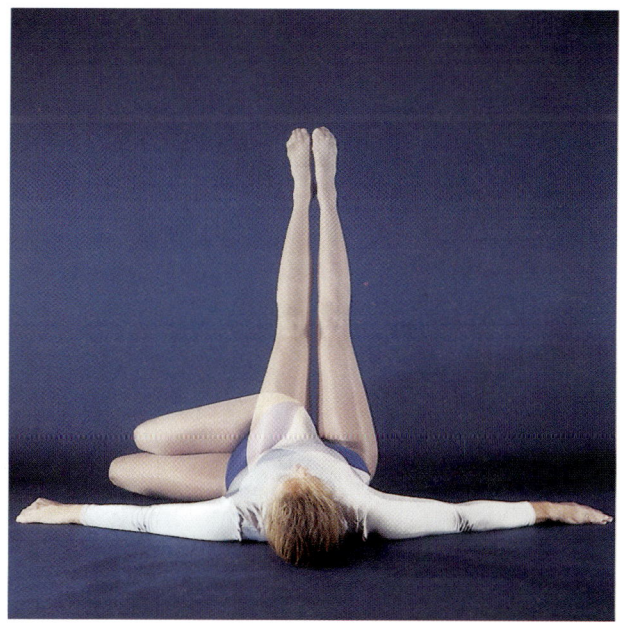

Gymnastik – der Haltung zuliebe!

Fallen wir gleich mit der Tür ins Haus! Eine lässige Haltung wirkt nicht nur hässlich, sondern beeinträchtigt auch Ihre Gesundheit. Weshalb?

Ein runder Rücken und hängende Schultern verhindern die so wichtige intensive Atmung, sodass Sauerstoffmangel Ihre Widerstandskraft mindert. Sauerstoff ist unsere Energiequelle. Das heißt, eine zu niedrige Energieversorgung schwächt die Arbeitsfreude und die Konzentrationsfähigkeit. Man ermüdet rascher und gibt auf.

Ein runder Rücken konnte noch nie entzücken und – wie bereits erwähnt – erdrückt förmlich den Busen. Wo liegt also das Problem?

Mit Sicherheit fehlt es am natürlichen »Stützmieder«, an der Elastizität jener Muskeln, die die Wirbelsäule in ihrer Funktion unterstützen und eine aufrechte Haltung erst möglich machen. Primär sind die Rückenmuskeln dafür zuständig, aber auch die Bauch- und Pomuskeln kommen in Aktion. Bei straffen Muskeln rund um das Becken wird eine Fehlstellung des Beckens und damit die so genannte Hohlkreuzhaltung vermieden – jene Haltung, die die Ursache von Rückenschmerzen werden kann.

Ihre Wirbelsäule ist zum Bewegen geschaffen, allein schon die Kopfhaltung wirkt auf die gesamte Wirbelsäule! Betrachten Sie einen stehenden Menschen mit vorgeneigtem Kopf! Automatisch bildet sich ein runder Rücken, das Becken kippt nach vorn, der Bauch gleichfalls, die Haltung ist bemitleidenswert.

Tatsächlich verrät die Körperhaltung oft mehr, als so manchem lieb sein dürfte. Schließt man doch schnell aus einer gebückten Haltung auf den Charakter, sogar auf die beruflichen Fähigkeiten eines Menschen. Selbstverständlich auch auf dessen momentane Stimmung und sogar auf seine Lebenseinstellung. Wer gebückt und verkrampft durchs Leben geht, dürfte sich in der eigenen Haut nicht wohl fühlen. Er strahlt wenig Einsatzfreudigkeit aus, wirkt deprimiert und alt – auch schon in jungen Jahren.

Das sind doch Gründe genug, um ab sofort mehr auf die Haltung zu achten und jeden Tag aktiv, also durch sinnvolle Gymnastik, an der Korrektur zu »arbeiten«.

Gewiss, es gibt Stunden, wo man sich – und das mit Recht! – fallen lassen möchte, wo man Entspannung sucht, Entspannung überforderter Muskeln primär im Nackenbereich, aber auch Entspannung nach psychischer Belastung. Doch nach diesem Fallenlassen heißt es sich wieder aufzurichten und im besten Sinne des Wortes »kerzengerade« weiterzumachen.

So bedeutend, so wichtig die Festigung der Brustmuskeln für den Busen ist, so wertvoll die schlanke, elastische Taille, nicht vergessen sollte man auf die Haltung, auf ein ausgewogenes Maß an Entspannung und Spannung im Bereich Schultern – Hals. Nur diese Wechselwirkung hält die Muskeln einsatzfähig, ohne sie zu überfordern.

Zur Information:

Bei den folgenden Spezialübungen startet man mit der Entspannungsübung, z. B. 1a, dann folgt die Muskelaktivierung, z. B. 1b.

Jede Übung soll – wie immer – ein paar Mal wiederholt werden. Besonders auf das Ausatmen achten!

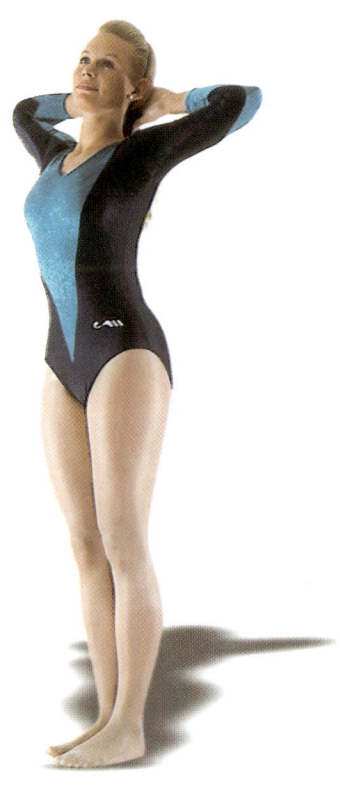

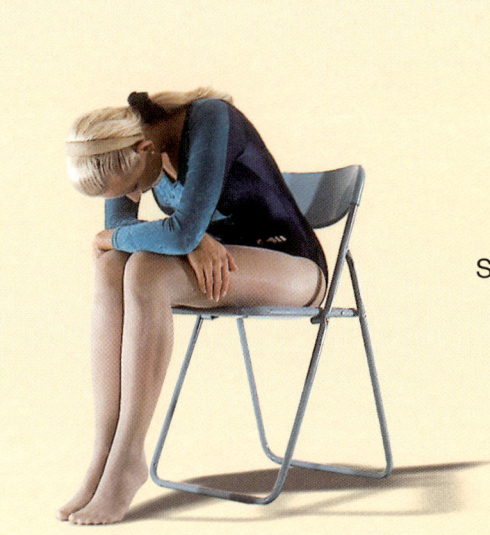

1a

Entspannen

Sitzen, die Unterschenkel stehen senkrecht
zum Boden, Arme hängen lassen.
Den Oberkörper langsam vorneigen,
Unterarme über den Beinen gekreuzt
auflegen,
Kopf tief neigen, ausatmen.

1b

Aktivieren

Langsam aufrichten, die Hände seitlich
einstützen, den Rücken strecken,
die Ellbogen rückwärts drücken und
das Gesicht zur Seite drehen,
einatmen.

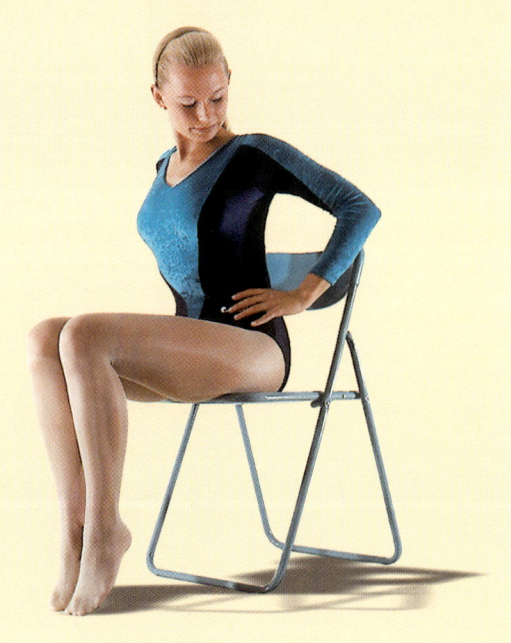

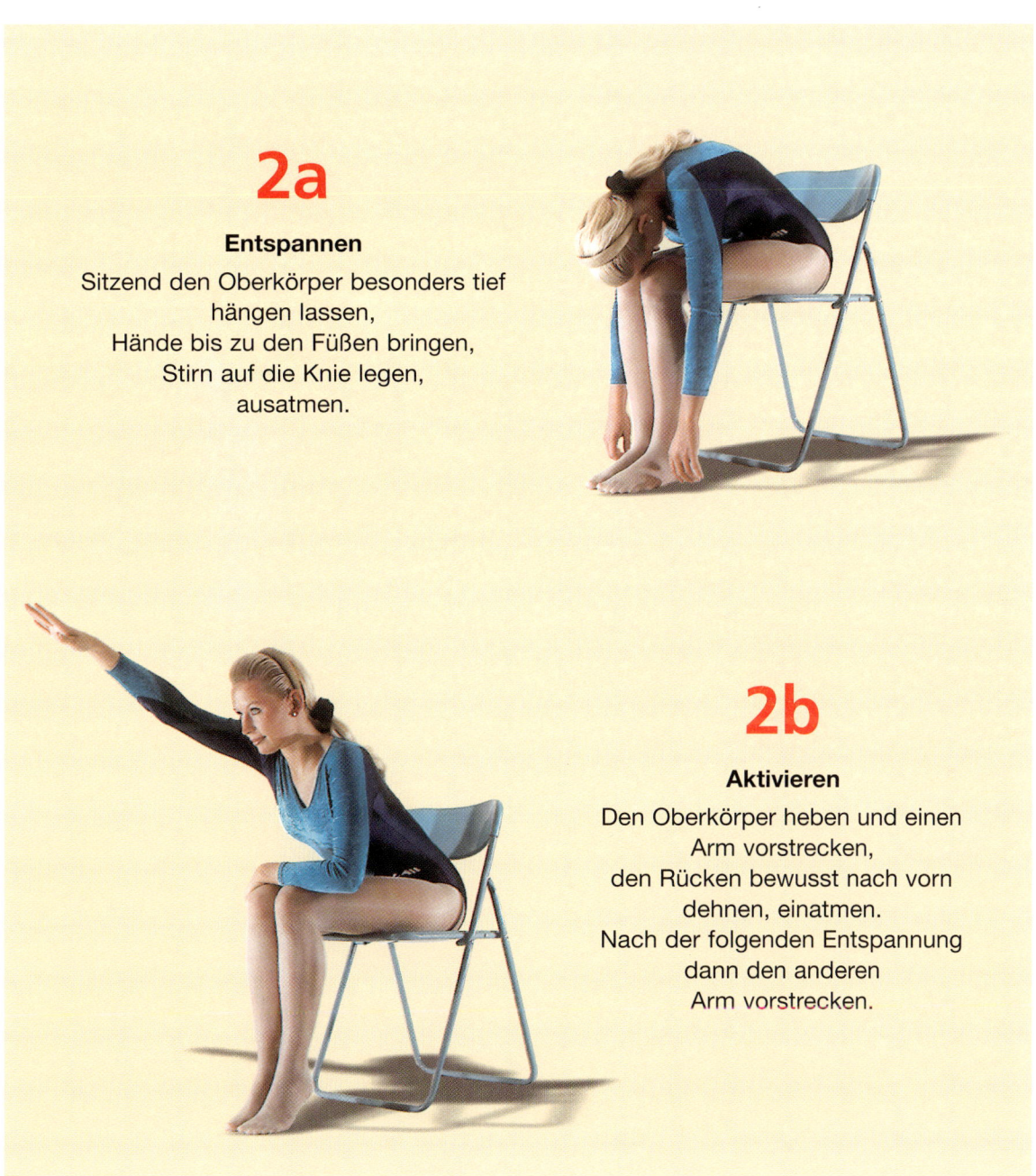

2a

Entspannen

Sitzend den Oberkörper besonders tief
hängen lassen,
Hände bis zu den Füßen bringen,
Stirn auf die Knie legen,
ausatmen.

2b

Aktivieren

Den Oberkörper heben und einen
Arm vorstrecken,
den Rücken bewusst nach vorn
dehnen, einatmen.
Nach der folgenden Entspannung
dann den anderen
Arm vorstrecken.

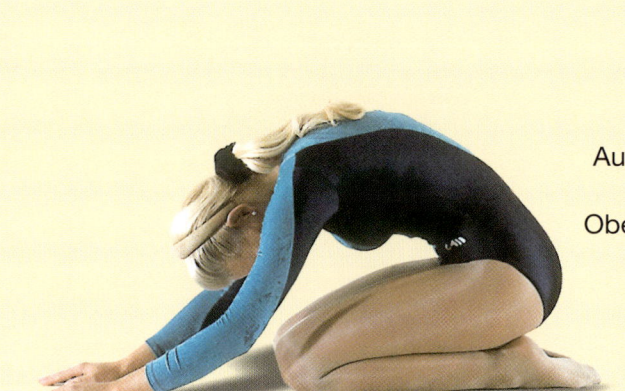

3a

Entspannen

Auf einer weichen Unterlage knien,
auf den Fersen sitzen,
Oberkörper ganz tief hängen lassen,
Hände vorn auflegen,
Kopf senken, ausatmen.

3b

Aktivieren

Zum Kniestand aufrichten,
Arme hochstrecken, Bauch- und
Pomuskeln spannen,
intensiv in die Höhe dehnen und
einatmen,
alle Rückenmuskeln mobilisieren.

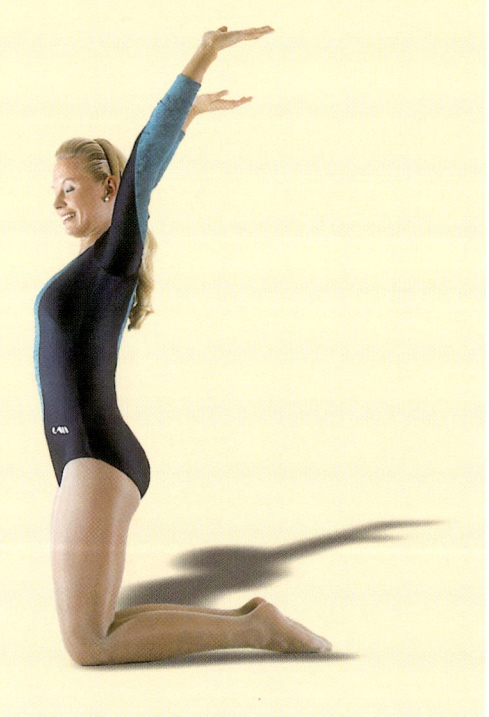

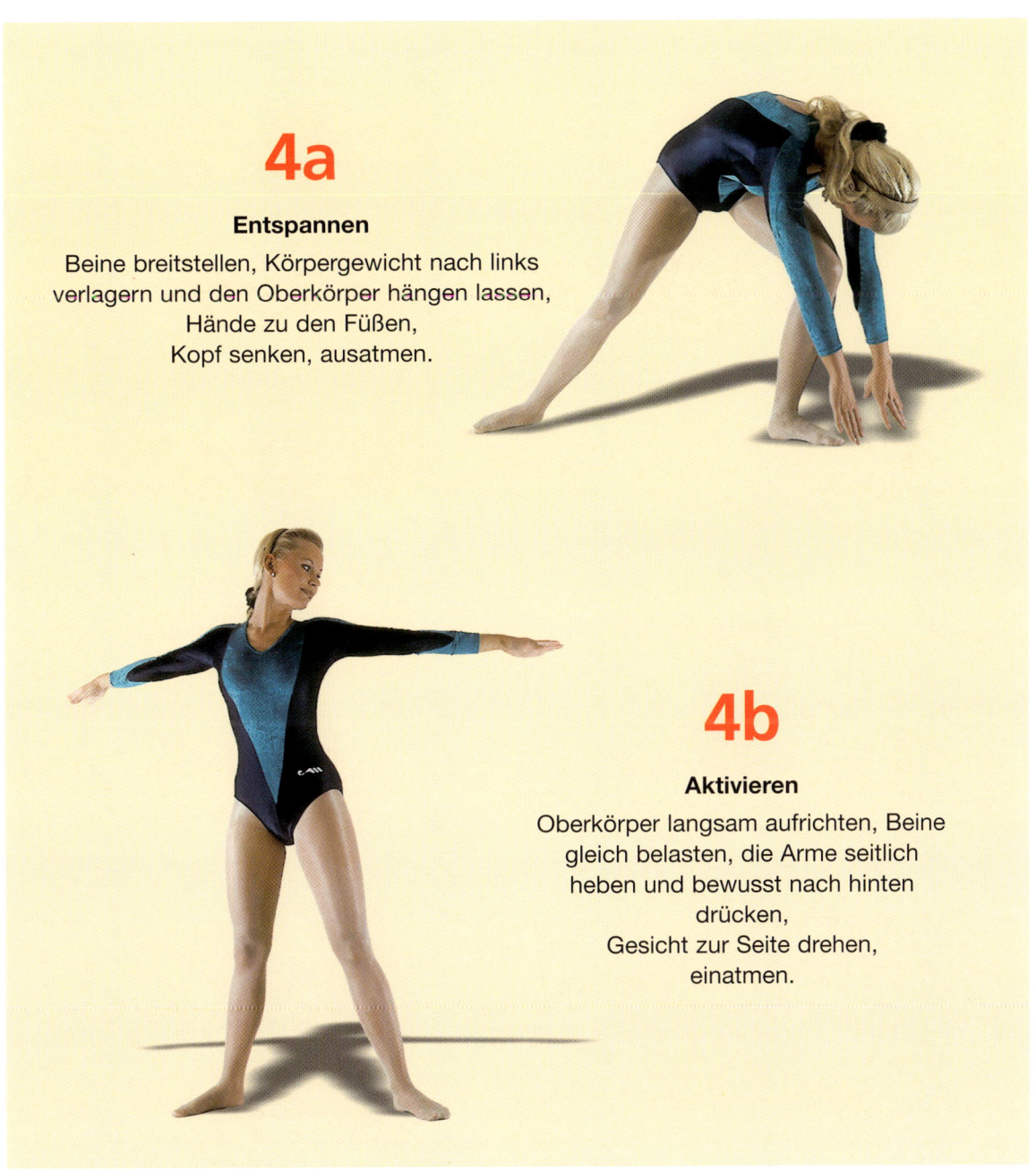

4a

Entspannen

Beine breitstellen, Körpergewicht nach links
verlagern und den Oberkörper hängen lassen,
Hände zu den Füßen,
Kopf senken, ausatmen.

4b

Aktivieren

Oberkörper langsam aufrichten, Beine
gleich belasten, die Arme seitlich
heben und bewusst nach hinten
drücken,
Gesicht zur Seite drehen,
einatmen.

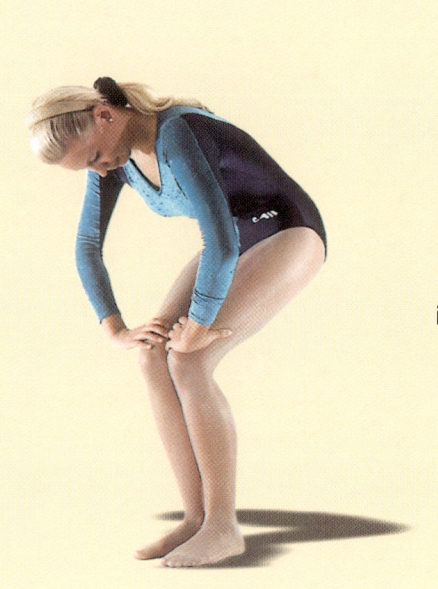

5a

Entspannen

Füße zusammen, die Hände auf die Beine
stützen, Knie leicht beugen,
im Kreuzbereich nachgeben, Kopf senken,
ausatmen.

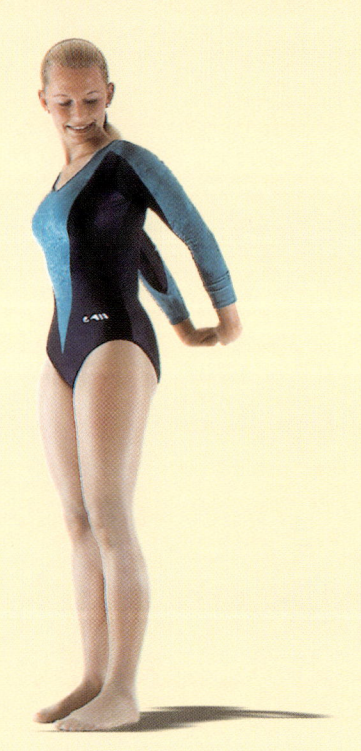

5b

Aktivieren

Aufrichten,
Beine strecken,
Arme nach hinten schwingen,
sich an den Händen fassen,
Schultern zurückziehen,
rund um das Becken Muskelspannung,
einatmen.

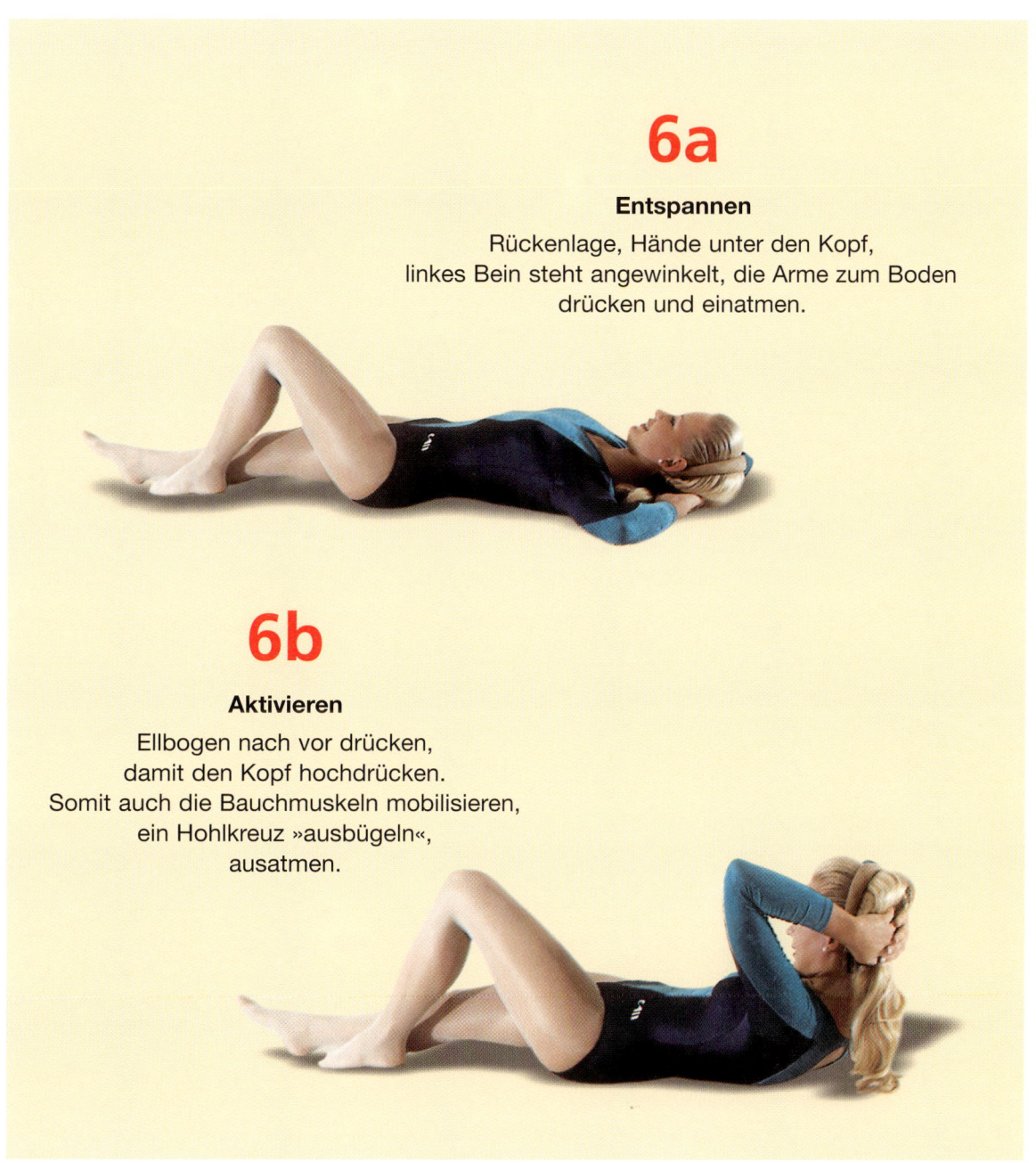

6a

Entspannen

Rückenlage, Hände unter den Kopf,
linkes Bein steht angewinkelt, die Arme zum Boden
drücken und einatmen.

6b

Aktivieren

Ellbogen nach vor drücken,
damit den Kopf hochdrücken.
Somit auch die Bauchmuskeln mobilisieren,
ein Hohlkreuz »ausbügeln«,
ausatmen.

Büro-Gymnastik

Was kann man – möglichst unauffällig – auch während der Arbeitszeit tun, um Nacken und Schultern nicht nur zu entspannen, sondern auch durch Aktivieren der Muskeln den Rücken zu strecken und die Busenlinie zu verbessern?

Zugegeben, Sitzen ist für die Beine, für den unteren Bereich der Wirbelsäule weniger belastend als stundenlang auf den Beinen zu sein. Doch hat auch der Vorzug des Sitzens seine Tücken. Trotz ausgezeichnet konstruierter Sitzmöbel, die vor allem das Kreuz stützen sollen, kommt es zu einer Überforderung im Bereich Nacken – Schultern, zum Erschlaffen von Bauch und Po – also »unten herum«. Wer machte nicht schon die Erfahrung, sich einfach zwischendurch bewusst zu strecken oder – im Gegensatz dazu – in sich zusammensinken zu wollen, um sowohl die müden Muskeln zu beleben, aber auch Entspannung zu finden.

Wie bereits erwähnt, lässt ein runder Rücken die Brustmuskeln erlahmen.

Besonders während der Stunden am Schreibtisch, beim Computer, bei konzentrierter geistiger Tätigkeit wird die Aufmerksamkeit auf die Arbeit gelenkt, man empfindet im Unterbewusstsein dennoch eine Nachlässigkeit und sucht nach einem Ausgleich.

Es ist hinlänglich bekannt, dass ein »eingesunkener« Brustkorb die Atemtätigkeit einschränkt, dass Sauerstoffmangel zugleich Mangel an Energie und Konzentrationsfähigkeit bedeutet.

Lassen Sie es daher gar nicht so weit kommen! Wirken Sie rechtzeitig, sogar schon vorbeugend dieser »Büroschwäche« entgegen. Außer den folgenden Tipps finden Sie auch im Kapitel »Isometrie« nützliche Übungen, um mit Schwung und Energie durch die Berufsalltag zu kommen.

1

Bequem sitzen, die Füße in Hüftbreite,
Unterarme auf die Oberschenkel stützen.
Nun zur Entspannung
den Oberkörper vorneigen,
Kopf und Schultern hängen lassen,
auch im Kreuzbereich nach hinten
ausweichen, ausatmen, verharren.
Langsam wieder aufrichten, Rücken
strecken, einatmen.
Mehrmals wiederholen.

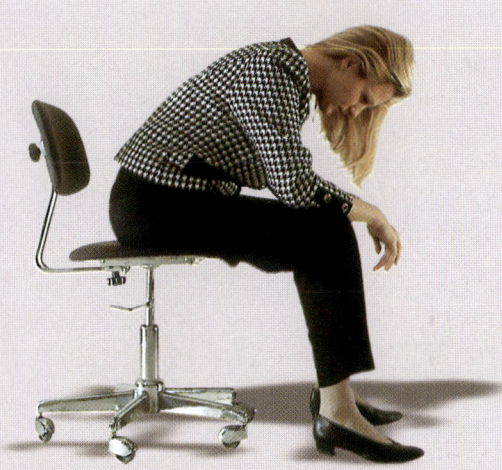

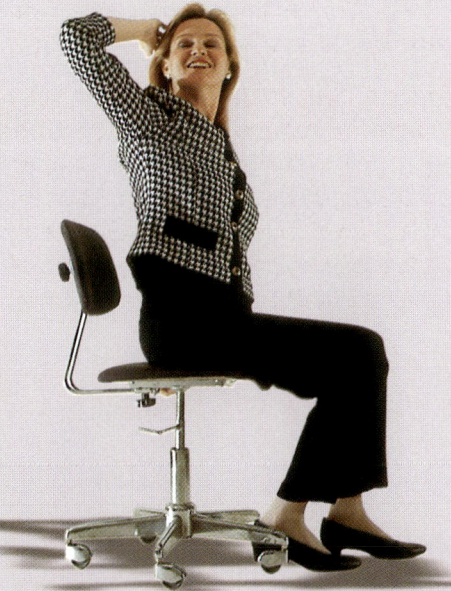

2

Die Füße bleiben zum Fixieren des
Beckens fest auf dem Boden, Arme
seitlich hängen lassen.
Nun zur Muskelaktivierung einen Arm
seitlich heben und die Hand zum
Hinterkopf legen, einatmen.
Den Rücken bewusst aufrichten, Gesicht
zur Seite drehen, verharren. Dann Arm,
Schulter und Rücken wieder entspannen,
ausatmen.
Je Arm 4-mal wiederholen.

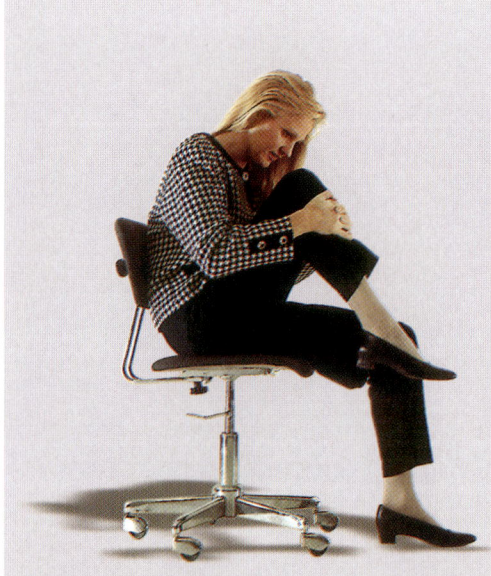

3

Die Unterschenkel stehen senkrecht zum Boden,
der Rücken ist gerade, Arme einfach hängen
lassen.
Nun ein Knie in Richtung Oberkörper heben,
beide Hände ziehen das Bein hoch –
Brustmuskeln werden aktiviert! –, Kopf senken,
im »Kreuz« nachgeben, ausatmen.
Zurück in die Ausgangsposition, einatmen.
4-mal je Bein üben.

4

Der Oberkörper ist leicht vorgeneigt,
Hände auf den Oberschenkeln,
Kopf und Arme hängen lassen.
Nun die Arme in Schulterhöhe ausbreiten,
sich extrem aufrichten, die gestreckten Arme
nach hinten drücken,
Gesicht zur Seite drehen, einatmen.
Dann wieder zusammensinken,
Schultern und Kopf hängen lassen,
ausatmen.
Mehrmals wiederholen.

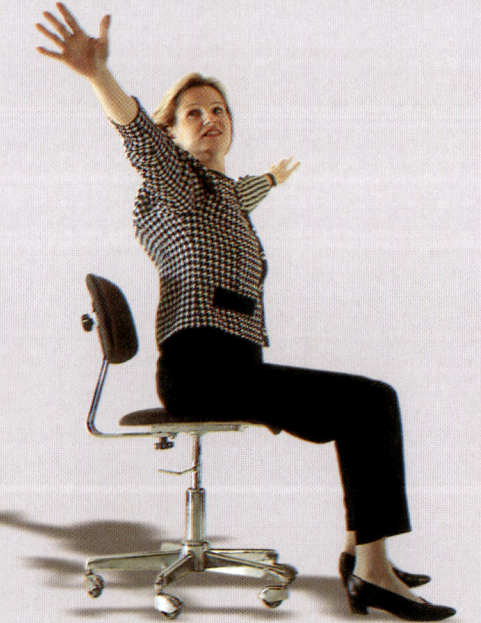

5

Hinter dem Stuhl stehen,
beide Hände auf die Rückenlehne legen,
Füße zusammen, Po etwas nach hinten
»strecken«.
Nun bewusst die Pomuskeln anspannen, auch
die Bauchmuskeln spannen,
Becken vordrücken, ausatmen.
Kopf dabei zur Seite drehen.
Dann wieder mit dem Becken nach hinten
schaukeln,
Kopf vorn senken, ausatmen.
10-mal vor- und rückschaukeln.

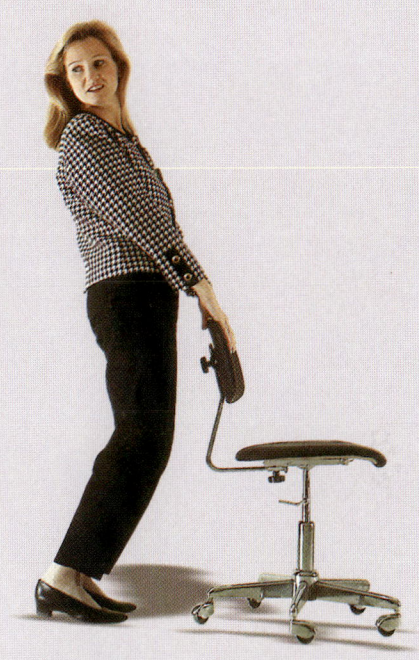

6

Beide Hände sind auf die Lehne
gestützt, Füße zusammen, entspannt
stehen.
Nun ein Bein langsam gestreckt nach
hinten heben, die Muskelspannung bis
über den Po herauf intensivieren, zurück
in Richtung Bein blicken, einatmen.
Dann wieder zum anderen Bein stellen,
entspannen, ausatmen.
4-mal wiederholen, dann ebenso das
andere Bein in Spannung bringen,
Hüfte und Rücken strecken.

Was sind isometrische Übungen?

Worin liegt der Unterschied zwischen Gymnastik und Isometrie?

Wie bereits bekannt, bedeutet Gymnastik eine Wechselwirkung von Entspannung und Spannung – also Bewegen in »fließendem« Übergang, egal, ob dieses Bewegen langsam oder rasch erfolgt.
Der Atmungsrhythmus richtet sich nach dem Übungstempo.

Bei isometrischen Übungsaufgaben wird die Aufmerksamkeit voll auf die Arbeit der Muskeln ausgerichtet – also wenig Bewegung, umso mehr Muskeleinsatz, der über Sekunden anhalten soll.

Darin liegt nun für jene die »Gefahr«, die zu wenig Kondition und Gefühl für die zuträgliche Belastbarkeit ihres Körpers haben. Sehr schnell kann es zur Verkrampfung der Muskulatur kommen, besonders bei allzu Eifrigen, die sofort »Bäume ausreißen« wollen. Isometrisches ist dann angebracht, wenn man über eine ausreichende Vorschulung der Muskeln verfügt, wenn man lediglich zwischendurch die Muskeln aktivieren möchte, zum Beispiel auf dem Bürostuhl sitzend die Rückenmuskeln ansprechen will, um sie zu mobilisieren.

Als Therapie bei Bandscheibenbeschwerden ist die Isometrie auszuklammern, weil besonders Ungeübte die vorhandene Verkrampfung noch steigern.

Bezüglich der Atmung liegt die Erschwernis für Ungeübte darin, dass man während des Spannungszustandes gleichmäßig weiteratmen soll, die Anregung durch die Wechselwirkung von Muskelspannung und -entspannung entfällt.

Trotzdem ist es wichtig zu wissen, worauf es bei diesem Muskeltraining ankommt und wie man es auch zur Festigung der Brust-, Hals- und Schultermuskeln einsetzen kann.

1

Mit geradem Rücken sitzen, die Unterschenkel stehen senkrecht zum Boden, die Armen neben dem Körper hängen lassen.

Aktion:

Rechten Arm hochstrecken, oben nach hinten drücken und zugleich den linken unten zurückdrücken – verharren. Wieder entspannen, die Arme senken. Die Übung auch mit dem linken Arm ausführen.

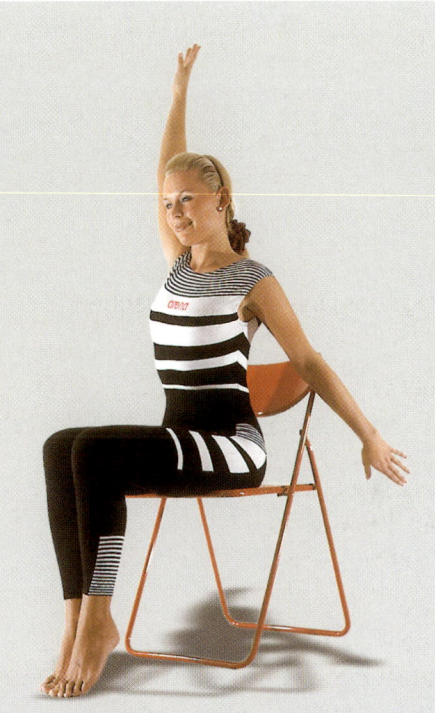

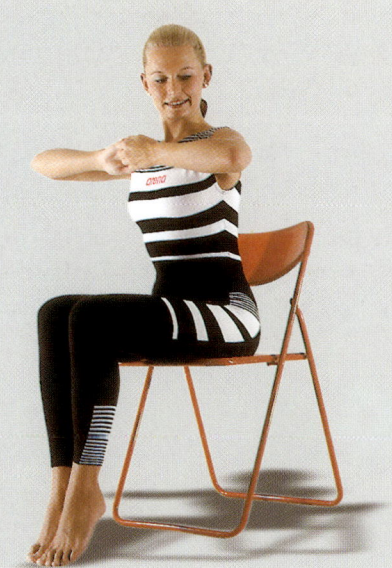

2

Im Sitzen die Unterarme in Schulterhöhe heben, die Finger ineinander verhaken, Ellbogen seitlich hochhalten.

Aktion:

Eine Hand zieht gegen den Widerstand der anderen, um die Finger lösen zu können, Gesicht zur Seite drehen – verharren. Dann wieder entspannen und die hängenden Arme schütteln.

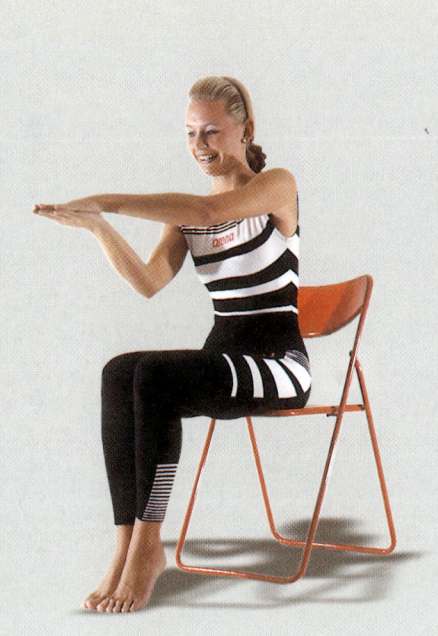

3

Die Arme leicht angewinkelt nach vor halten,
die Handflächen aufeinander legen,
Rücken gerade halten.

Aktion:

Die Handflächen fest aneinander drücken,
also weder nach oben noch nach unten
ausweichen müssen – verharren.
Dann die Arme einfach fallen lassen und
schütteln.
Auch die Handstellung wechseln!

4

Die Füße bleiben fest auf dem Boden,
von außen an die Rückenlehne fassen,
Gesicht zur Seite drehen.

Aktion:

Den Oberkörper gegen den Widerstand der
haltenden Hände nach vorn dehnen wollen,
Schultern zurück – verharren.
Dann aufrichten, Arme senken.
Beim nächsten Mal zur anderen Seite sehen.

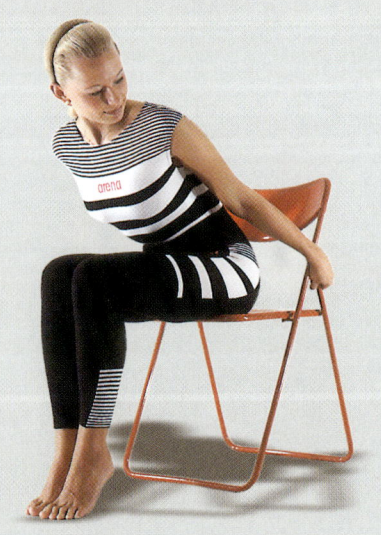

5

Sitzend von außen an die Sitzfläche
des Stuhles fassen,
die Füße bleiben auf dem Boden.

Aktion:

Den Stuhl gegen den Widerstand durch das
Körpergewicht heben wollen –
also intensive Muskelspannung
»oben herum« –, verharren.
Spannung wieder lösen,
Beine und Arme schütteln.

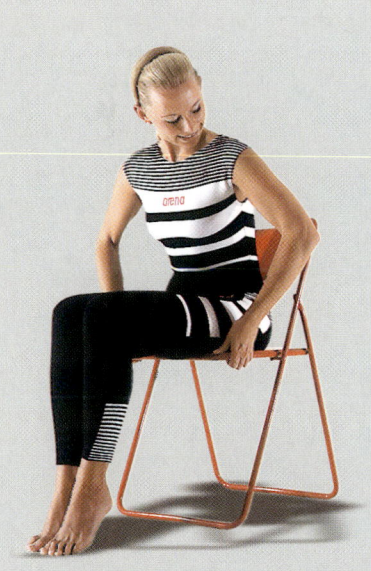

6

Beine breitstellen, Oberkörper zum linken
Bein senken,
Gewicht nach links verlagern,
Kopf senken.

Aktion:

Beide Hände greifen unter den
Oberschenkel und versuchen, das belastete
Bein vom Boden hochzuziehen.
Spannung auch der Bauchmuskeln –
verharren.
Ebenso mit dem rechten Bein üben.

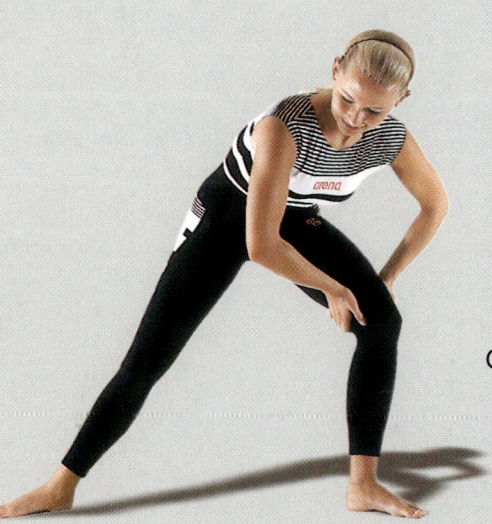

Yoga-Übungen (Asanas)

Hört man Yoga, denkt man sogleich an Kopfstand oder gar Lotossitz und schreckt vor so viel Perfektion der Körperbeherrschung zurück. Auffallend ist jedoch, dass sowohl bei Gymnastik als auch bei Yoga-Übungen sehr viel Ähnliches zu finden ist, der Unterschied besteht allein in der Ausführung des Bewegungsablaufs!

Bei der Gymnastik erfolgt vieles mit Schwung, mit Freude an der Bewegung, auch mit einer sinnvollen Koordination von Bewegung und Atmung. Viele Übungen »verleiten« geradezu zur Tiefatmung. Herz und Kreislauf werden angeregt und gestärkt. Man fühlt sich dank Gymnastik elastisch und lebensfroh.

Bei Yoga erfolgt jeder Bewegungsablauf langsam und bewusst! Man soll in der so genannten Ziel-Phase zumindest

3 Sekunden verharren, ehe man wieder in die Ausgangsposition zurückkehrt. Der Übende wird nicht außer Atem kommen, den Kreislauf schonen – denken Sie an das Ursprungsland im heißen Indien! –, doch mit Hilfe anspruchsvoller Atemschulung und auch Meditation den Organismus stärken.

Es ist verständlich, dass man hin und wieder aus unserer durch Hektik und ungesunden Stress geprägten Zeit fliehen möchte.

Zum Kennenlernen einige Asanas, die besonders gut zum Buchtitel passen und Ihr Übungsprogramm sehr gut ergänzen werden. Gymnastik und Yoga sind keine Gegensätze!
Bei beiden »Lehren« sollten jedoch die Freude, die Sicherheit und der angestrebte Erfolg ausschlaggebend sein.

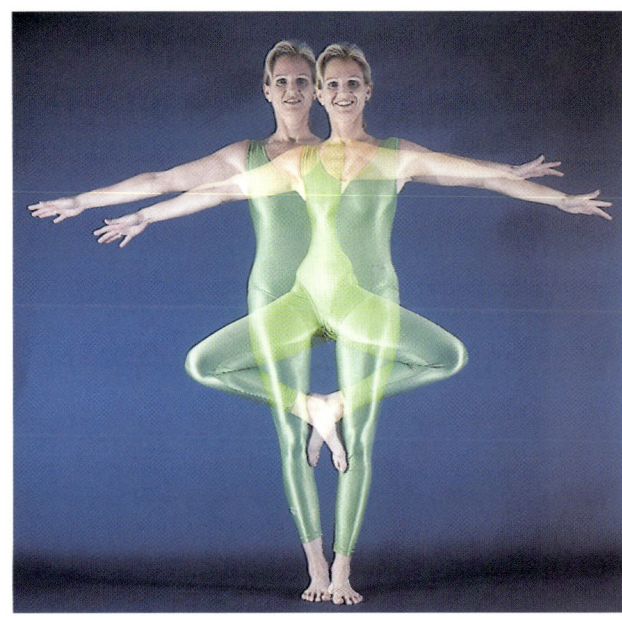

1

Storch
führt zu Körperbeherrschung und Konzentration.

Ausgangsphase:
Füße zusammen, Arme seitlich halten, ein Bein langsam mit dem Knie nach außen heben.

Zielphase:
Fuß ans Standbein stemmen, die Arme langsam höher heben, 5 Sekunden so verharren.
Zurück in die Ausgangsphase, dann mit dem anderen Bein üben.

2

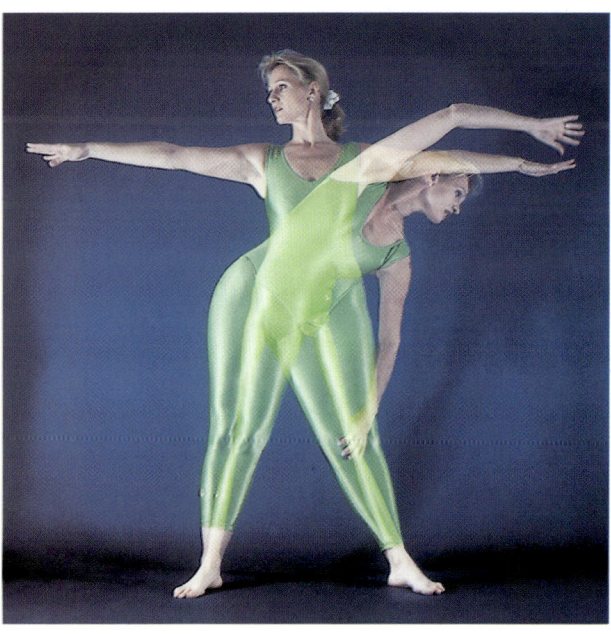

Dreieck
baut Fettpolster an der Taille ab.

Ausgangsphase:
Beine breit, Arme waagrecht halten, den Oberkörper langsam nach links neigen.

Zielphase:
Bei seitlich geneigtem Oberkörper die linke Hand an das Bein stützen, rechten Arm über den Kopf senken, verharren.
Langsam wieder aufrichten, Arme senken.
Dann nach rechts üben.

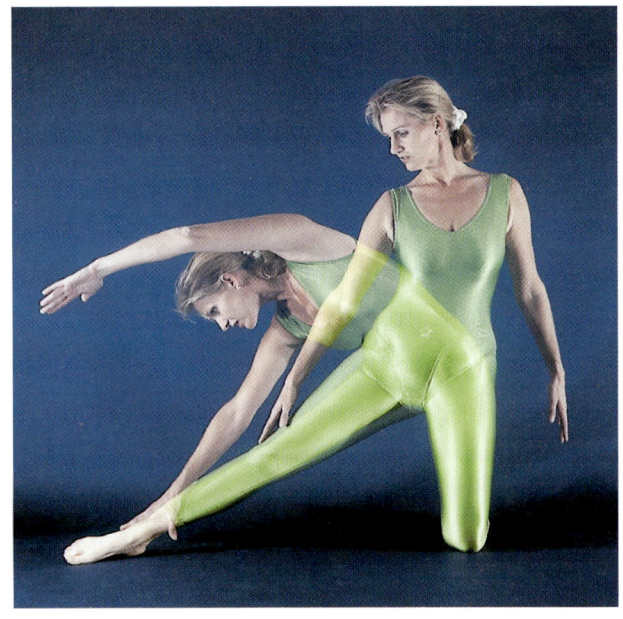

3

Triangel
macht um die Mitte beweglich, streckt die Hüften.

Ausgangsphase:
Knien, Rücken gerade, rechtes Bein seitlich hinstellen. Langsam zum rechten Bein neigen.

Zielphase:
Linken Arm möglichst gestreckt über den Kopf bringen, Oberkörper stark nach rechts neigen, rechte Hand auf das Bein legen, verharren. Wieder aufrichten, Beinwechsel, nach links neigen.

4

Kobra
festigt Arm- und Brustmuskeln, strafft den Po.

Ausgangsphase: Flach auf dem Bauch liegen, Hände unter den Schultern mit den Fingerspitzen zueinander auflegen, Beine bleiben gestreckt und beisammen, Stirn ist gesenkt.

Zielphase: Kopf langsam heben, dann den Oberkörper hochdrücken, die Arme müssen nicht ganz gestreckt werden, Kopf zur Seite drehen, verharren. Langsam wieder »abbauen« und entspannen.

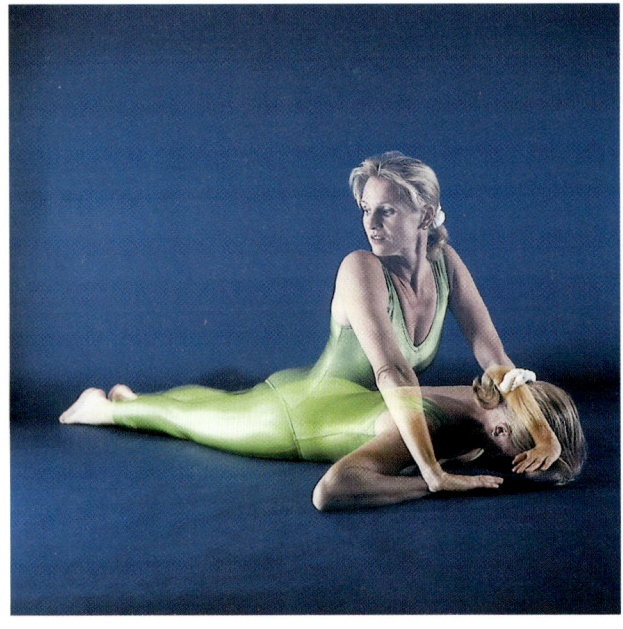

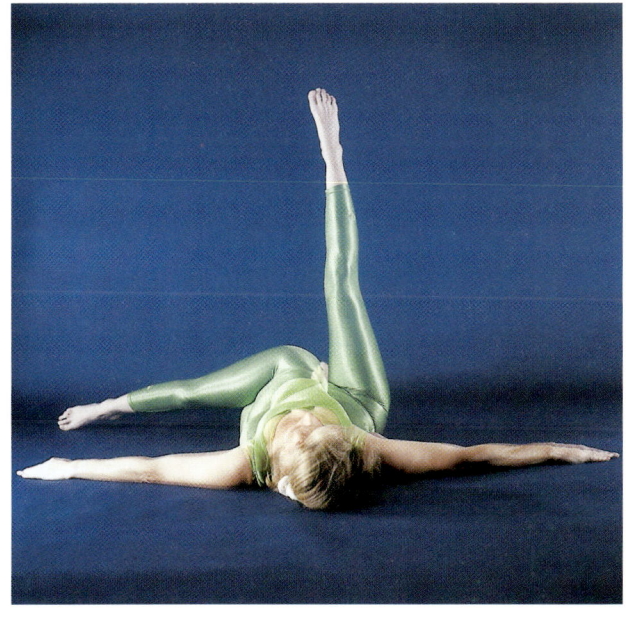

5

Krokodil
nützt der Taille, massiert Fettpolster weg.

Ausgangsphase:
Rückenlage, Arme in Schulterhöhe
ausbreiten, Handflächen nach unten,
rechtes Bein hochstrecken.

Zielphase:
Rechtes Bein langsam nach links
senken, bis der Fuß den Boden berührt.
Beide Schultern bleiben auf dem Boden,
Gesicht nach rechts drehen, verharren.
Wieder in Ausgangsposition, ebenso mit
dem linken Bein nach rechts üben.

6

Eingerolltes Blatt
entspannt Rücken, Schultern und
Nacken.

Ausgangsphase: Auf einer weichen
Unterlage knien, Arme seitlich hängen
lassen. Langsam auf die Fersen setzen,
den Oberkörper nach vor neigen.

Zielphase: Stirn vorn auf den Boden
legen, Arme gleiten an den Schenkeln
vorbei nach hinten, Schultern bewusst
hängen lassen, Entspannung über den
Rücken fühlen, verharren. Langsam
wieder zum Kniestand hochkommen,
Rücken strecken.

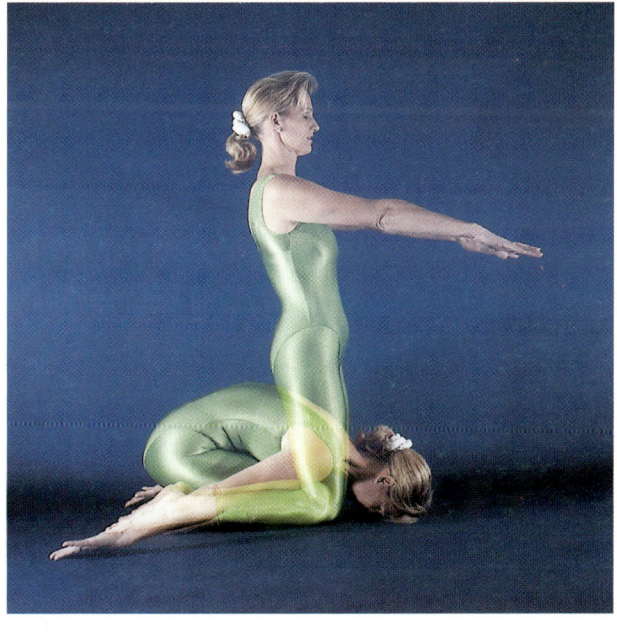

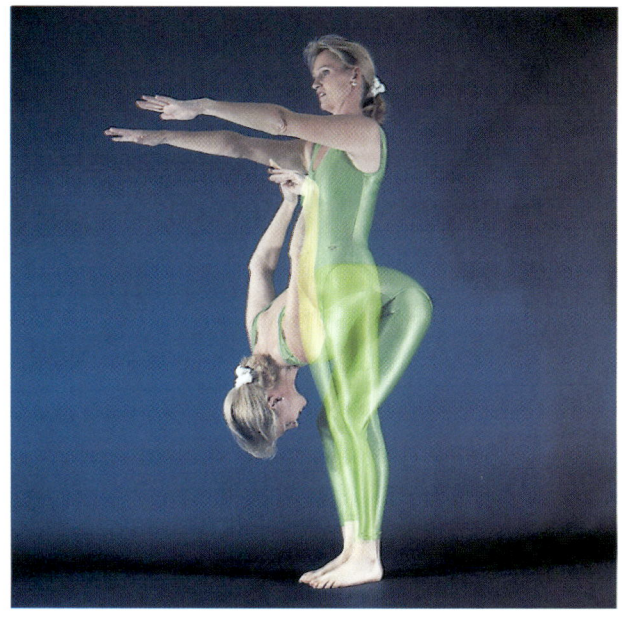

7

Dehnung
korrigiert Haltung und Brustlinie.

Ausgangsphase:
Füße zusammen, Arme waagrecht nach vor halten, dann senken, die Hände fassen sich hinter den Oberschenkeln. Vorneigen und die Knie leicht beugen.

Zielphase:
Oberkörper tief hängen lassen und die Arme gestreckt vom Körper wegheben, verharren. Dann langsam wieder aufrichten, geradeaus blicken.

8

Kamel
entspannt den verkrampften Nacken, verbessert Haltung und Brustlinie.

Ausgangsphase: Knien, auf den Fersen sitzen, Hände auf die Oberschenkel legen, Rücken gerade. Dann beide Hände mit den Fingern nach hinten aufstützen, Becken langsam heben.

Zielphase: Arme sind belastet, Becken weg von den Fersen, Kopf zur Seite drehen, verharren.
Dann langsam wieder zurück in die Anfangsposition.

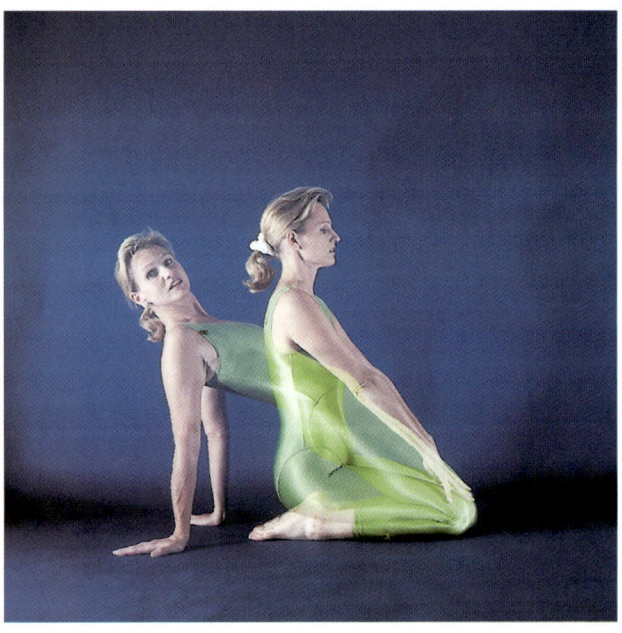

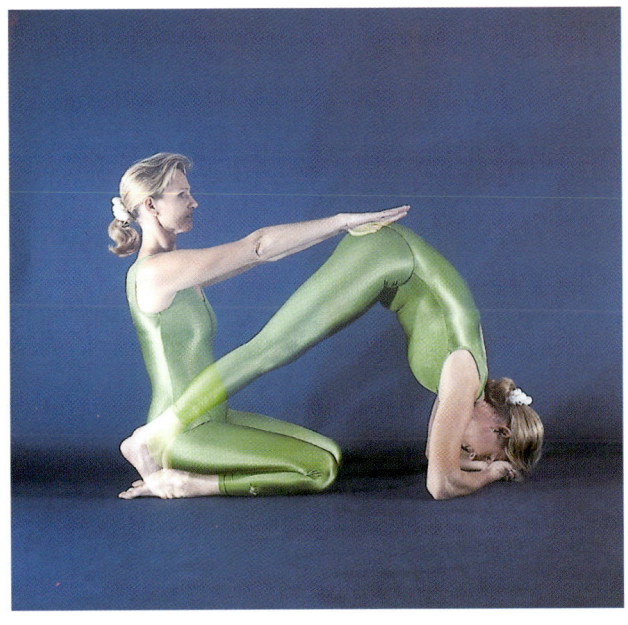

9

Kopfstand, vereinfacht
stärkt Nacken und Schultern, regt die Kopfdurchblutung an.

Ausgangsphase: Für eine weiche Unterlage des Kopfes vorsorgen, Fersensitz, Arme waagrecht vorhalten. Dann sich vorneigen, Kopf vorn auflegen, Finger verschränken, Unterarme und Kopf bilden ein Dreieck.

Zielphase: Becken bis zur Beinstreckung heben, Gewicht ruht auf Armen und Scheitel, verharren. Langsam wieder zum Kniestand aufrichten.

10

Heuschrecke
festigt den Po, strafft den Rücken.

Ausgangsphase:
Bauchlage, Arme liegen neben dem Körper, Handflächen nach unten, Bein strecken, Stirn vorn auflegen. Ein Bein gestreckt langsam heben, zugleich mit den Händen auf den Boden drücken.

Zielphase:
In dieser Muskelspannung 5 Sekunden verharren, dann langsam wieder senken. Ebenso mit dem anderen Bein üben.

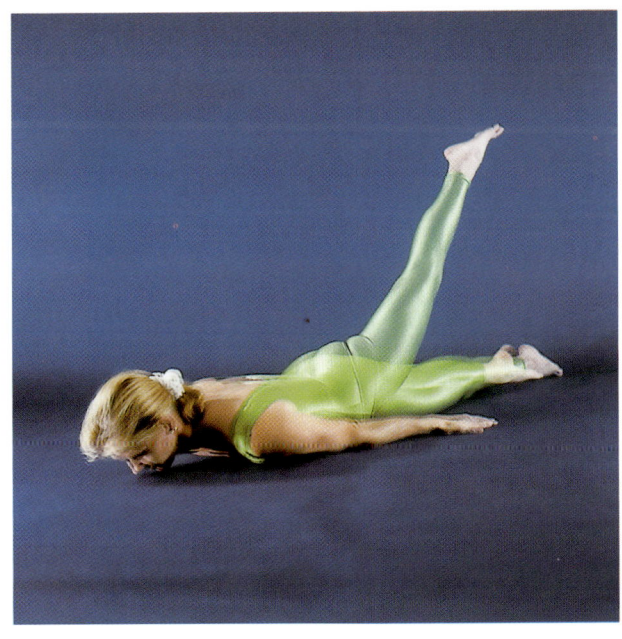

Eine Schönheitskur im Wasser

Jeder kann es bestätigen: Das Schönste am Aufenthalt im Wasser ist die ausgelassene und freie Bewegung. Tatsächlich findet man nicht immer Platz und Ruhe, um ungestört Runden oder Längen zu schwimmen und möchte trotzdem den Badebesuch nutzen. Unser Vorschlag: Starten Sie mit Gymnastik im Wasser!

Wo liegen die Vorteile beim Üben im wohl temperierten Nass?

1. Die Massagewirkung des Wassers regt die Durchblutung an.
2. Verkrampfte Muskeln werden gelockert.
3. Der Wasserwiderstand lässt Muskeln und Gelenke stärker arbeiten.
4. Die Atmung wird intensiviert.
5. Der Auftrieb des Wassers entlastet die Gelenke.
6. Auch Nichtschwimmer werden den Aufenthalt im Wasser genießen, die Angst vor dem Wasser verlieren und vielleicht sogar noch schwimmen lernen.

Wassertiefe und Wassertemperatur

Zu flaches Wasser würde wenig Widerstand bieten, daher bis ungefähr Taillenhöhe eintauchen, denn die für »oben herum« bestimmten Übungen sind so am besten durchzuführen und am wirksamsten.

Zu kaltes Wasser würde die Freude und Ausdauer stören, zu warmes Wasser würde Herz und Kreislauf belasten. Der Idealfall wäre 27 bis 29 Grad Celsius. Hallenbäder und auch Badebecken im Freien sind meist auf diese Temperatur eingestellt.

Der Schwerpunkt unserer Wassergymnastik liegt auf den Problemzonen Busen, Nacken und Schultern. Dass der ganze Körper dabei profitiert, ist sicher ein willkommener Nebeneffekt.

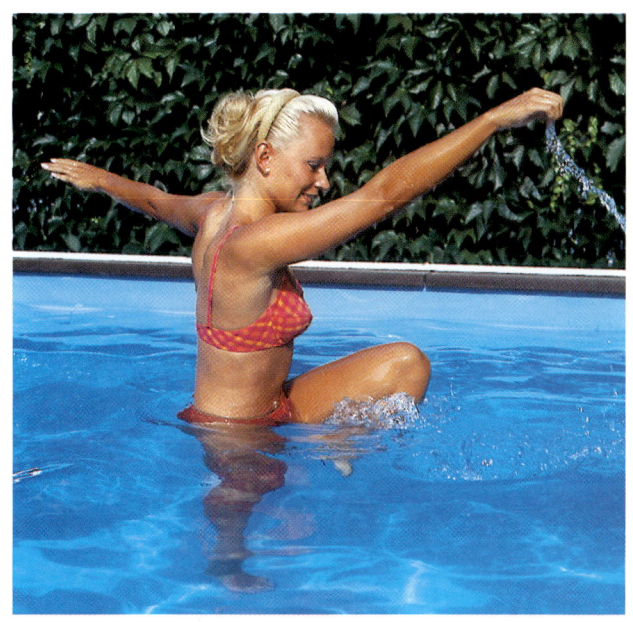

1

Auf der Stelle gehen, die Knie bewusst anheben, die Arme pendeln im Gegenschwung mit.

Und nun die Knie immer energischer heben und die Arme durch das Wasser ziehen, also den Widerstand überwinden.
Nicht nur die Brustmuskeln, auch Rücken- und Bauchpartie kommen zum Einsatz!

2

Beine breitstellen, Arme hochhalten, die Hände fassen einander.

Und nun den Oberkörper nach links neigen,
der linke Arm zieht kräftig mit,
dann nach rechts,
die rechte Hand zieht.
10-mal hin und her neigen,
jeweils die Dehnung am Rücken und an den Schultern spüren.

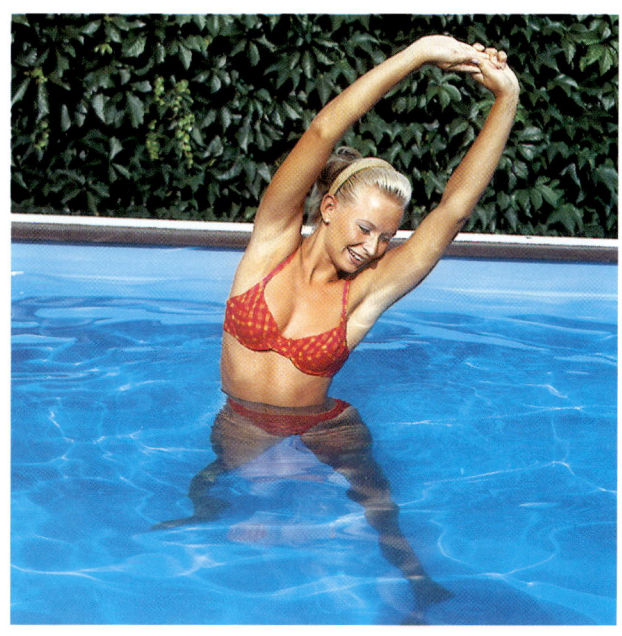

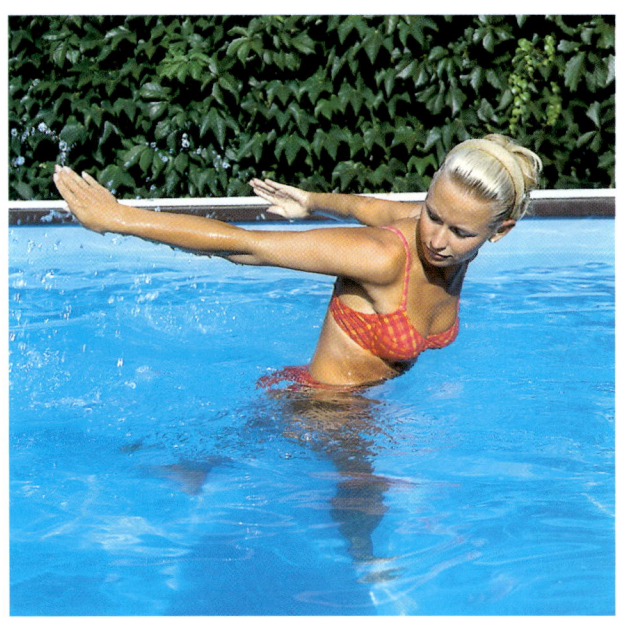

3

Schrittstellung, einen Fuß vor,
beide Arme hochstrecken.

Und nun den Oberkörper vorneigen und
die gestreckten Arme durch das Wasser
nach hinten ziehen, ausatmen, Knie
etwas beugen.
Dann wieder aufrichten, Arme heben und
einatmen.
Bei der Wiederholung noch kräftiger
gegen den Wasserwiderstand
drücken.

4

Beine breit, sicher auf beiden Füßen
stehen, Arme nach links halten.

Und nun beide Arme von links nach
rechts knapp unter der
Wasseroberfläche durch das Wasser
ziehen, gegen den Widerstand drücken.
Das Körpergewicht ebenso von einer
Seite, von einem Bein auf das andere
verlagern.
Je tiefer man eintaucht, umso größer
wird der Widerstand!
20-mal hin und her bewegen.

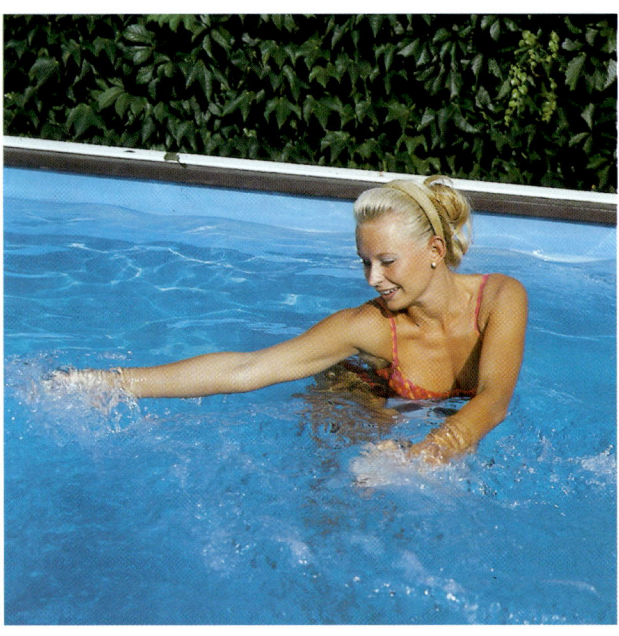

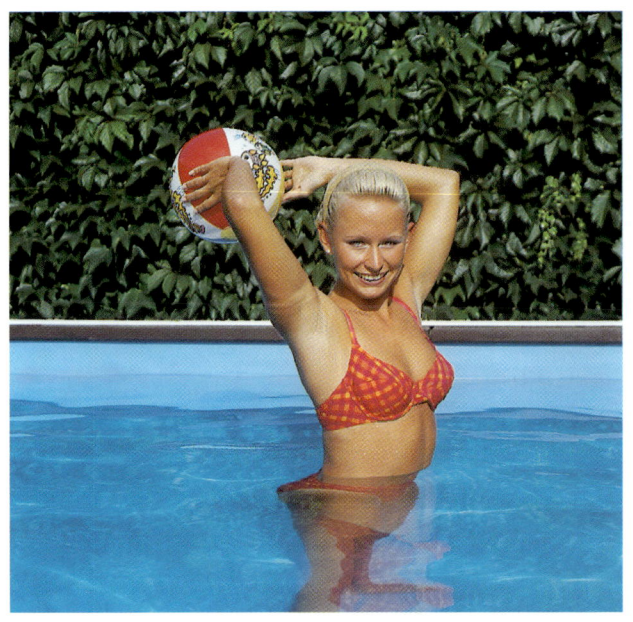

Ball und Stab bringen Abwechslung und intensivieren jede Übung!

1

Ball mit beiden Händen festhalten.

Und nun mit viel Schwung über den Kopf heben und bis zum Nacken senken wollen, einatmen. Dann wieder nach vor bringen und unter Wasser drücken, Kopf senken, ausatmen.
Mehrmals wiederholen.

2

Beine breitstellen, Ball mit gestreckten Armen nach rechts halten.

Und nun den Ball unter der Wasseroberfläche gegen den Widerstand nach links ziehen, dabei ausatmen. Gewicht nach links verlagern. Kurz aufrichten und einatmen. Dann zurück nach rechts.
10-mal hin und her bewegen.

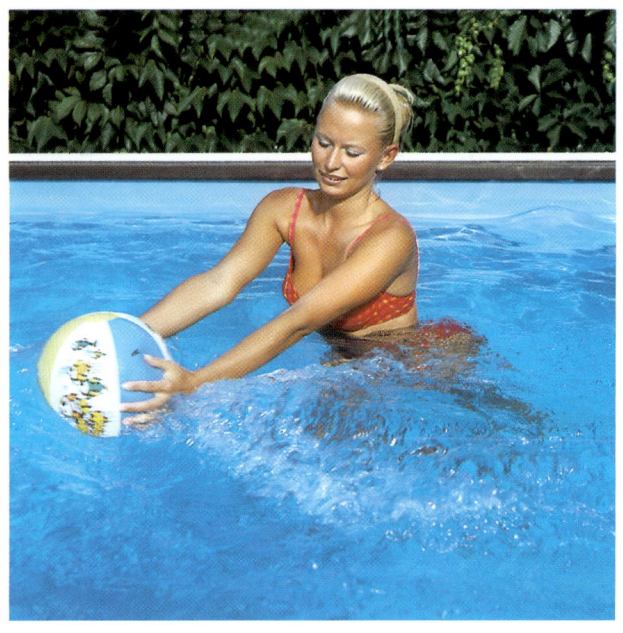

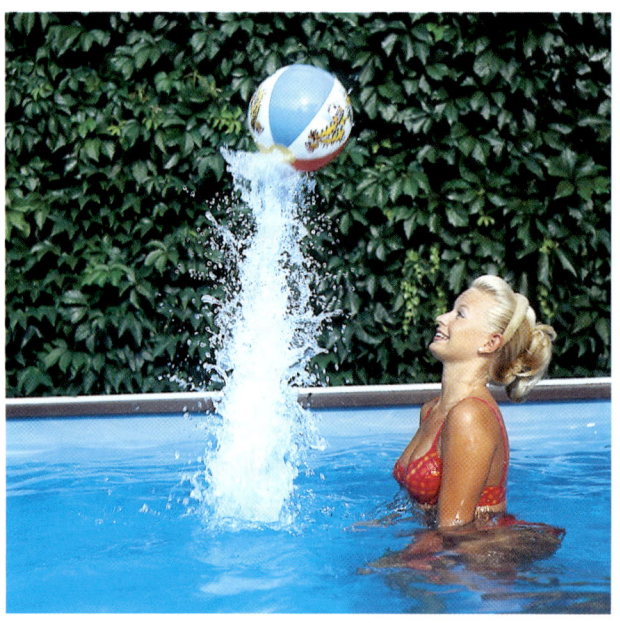

3

Ball mit beiden Händen kräftig unter Wasser drücken, intensiv ausatmen.

Und nun plötzlich loslassen, er springt hoch heraus, »startbereit« sein, um ihm nacheilen zu können.
Beim nächsten Versuch noch länger und tiefer nach unten drücken!

4

Stab, Stock oder etwas ähnlich Festes hinter dem Rücken in den Ellbogen einhaken, Beine breitstellen.

Und nun den Oberkörper weit nach links rückwärts drehen, dann langsam nach rechts rückwärts wechseln, also »Brust heraus – Schultern zurück« hin und her bewegen.

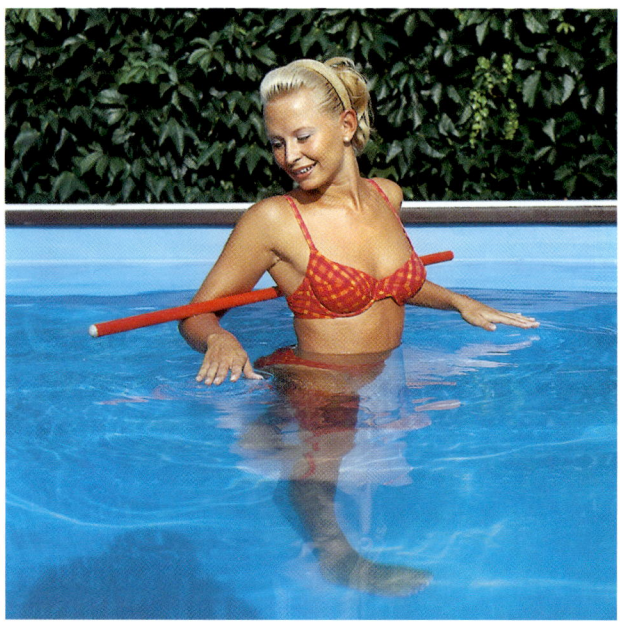

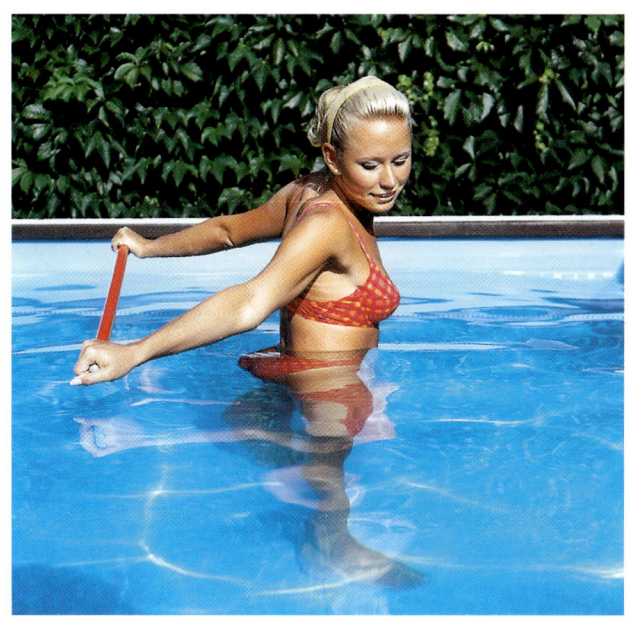

5

Schrittstellung, Stab hinter den
Oberschenkeln unter Wasser festhalten.

Und nun die gestreckten Arme hinten
aus dem Wasser heben, die Schultern
bewusst nach hinten ziehen,
Gesicht zur Seite drehen, einatmen.
Dann den Stab wieder unter Wasser
drücken, ausatmen.
Mehrmals wiederholen.

6

Die gestreckten Arme hochschwingen,
ein Arm zieht den anderen mit hoch,
Stab oben längsziehen wollen,
einatmen.

Und nun die Arme nach vorn senken,
Oberkörper vorneigen und den Stab
unter Wasser drücken,
ausatmen.
Mit viel Schwung die Schultern lockern,
die Brustmuskeln aktivieren!

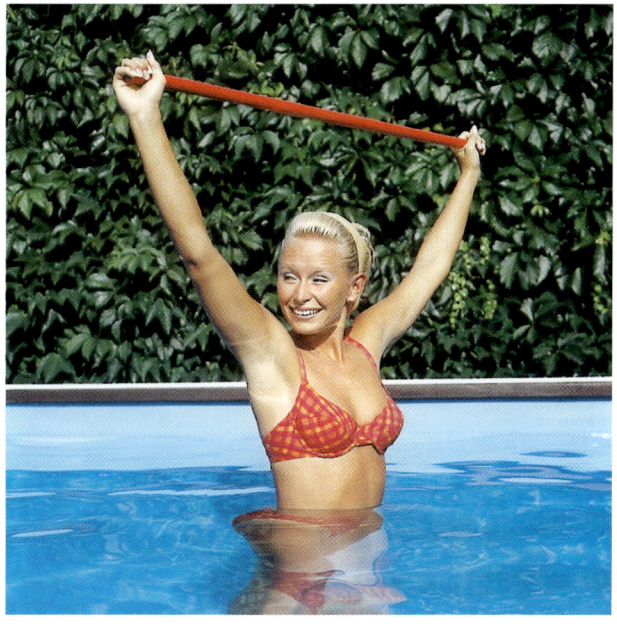

Gymnastik – jederzeit und überall

Im Auto unterwegs

Zwischendurch entspannen und kräftigen

Kleine Ursache – große Wirkung! Das könnte man auch mit den Gewohnheiten des Autofahrers in Verbindung bringen.
Damit sind jene Gewohnheiten gemeint, die nicht nur das Fahrvergnügen, sondern auch die Fahrsicherheit beeinträchtigen.

Wir alle kennen jene Begleit- bzw. Folgeerscheinungen, die langes Stillsitzen hinter dem Lenkrad mit sich bringt.

Es beginnt mit Unbehagen im Rücken- und Nackenbereich, man möchte endlich auch die Beine strecken und durch Schüttelbewegungen die Zirkulation anregen.

Man ist bei höchster Konzentration unterwegs, doch stellt sich aufgrund des Sauerstoffmangels bald Müdigkeit ein.

Kurz: Sowohl die Freude am Fahren als auch die Konzentrationsfähigkeit sind dahin!

Wie wirkt nun dieses auch noch zu bequeme Sitzen auf unseren Bereich »oben herum«? Wie man auch beim Kapitel »Büro-Gymnastik« erfahren konnte, führt Sitzen – noch dazu in lässiger Haltung des Oberkörpers – zu einer Beengung des Brustkorbs mit den Folgen:

● Inaktivität der Brustmuskeln,
● mangelhafte Atmung,
● Verspannung im Halswirbelbereich,
● Erschlaffen der Schulter- und Rückenpartie.

Wenn diese »Sünden« wider das Wohlbefinden nur hin und wieder begangen werden und man danach mit sportlicher Aktivität für Ausgleich sorgt, könnte man das noch hinnehmen.
Im Auto unterwegs geht es jedoch primär um die Sicherheit, um Ihr Reaktionsvermögen! Beides wird sträflich gestört durch das oben erwähnte Fehlverhalten.

Unser Tipp: Zwischendurch abseits von Straßenlärm und -staub einen Rastplatz wählen und hier durch Bewegung den Körper mobilisieren, entspannen und in Schwung bringen.

Das ist besonders wichtig, wenn man mit Kindern unterwegs ist! Anfangs macht das Autofahren noch so richtig Spaß, doch dauert die Fahrt stundenlang – vor allem bei längeren Reisen an den Urlaubsort –, werden sie unruhig, beginnen zu streiten, stören damit den Mann/die Frau hinter dem Lenkrad, beeinträchtigen damit vor allem die Aufmerksamkeit und das Fahrverhalten.

Daher: Machen Sie es den kleinen Fahrgästen so sicher und bequem wie möglich.

Ein voller Magen, beengende Kleidung und zu enge Sitze vergällen auch Erwachsenen

das Autofahren. Kinder leiden umso mehr, weil sie dafür kein Verständnis aufbringen können. Deshalb stets Spielsachen und für kleine Leseratten Bücher mitnehmen, um für Ablenkung zu sorgen. Mit den Größeren kann man auch Gespräche führen, zu denen daheim keine Gelegenheit war. Und die ganz Kleinen brauchen Platz zum Liegen und Schlafen, wenn es an der Zeit ist – viele Kleinigkeiten, die jedoch in Summe eine Familien-Autofahrt über längere Strecken zum Vergnügen werden lassen.

Manchmal wird die lange Fahrt auch für die Nacht geplant. Aber ist der Lenker körperlich und psychisch für diese ungewohnte Anstrengung gewappnet? Nur dann sollte man zu dieser Notlösung greifen.

Trotzdem: Autoreisen sind schön, wenn man sich vernünftig darauf einstellt.

Für die Rast unsere Gymnastik-Tipps:

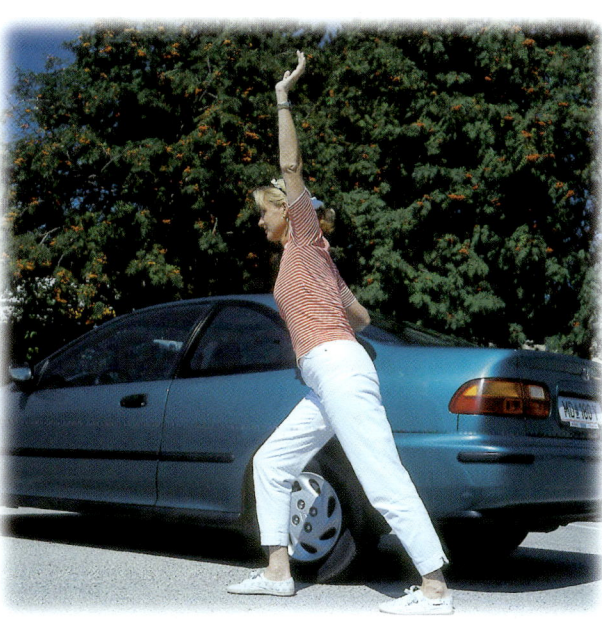

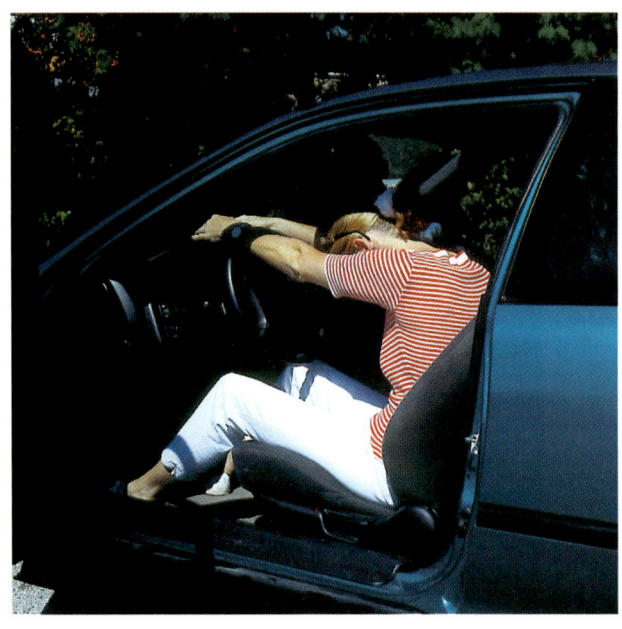

1

Zur Entspannung

die Arme auf das Lenkrad legen,
in sich zusammensinken, vor allem auch
den Kopf zwischen den Oberarmen
hängen lassen, ein angenehmes Ziehen
im Nacken wird spürbar.
Dann langsam wieder aufrichten,
Kopf heben und Rücken strecken.

2

Brustmuskeln aktivieren

Von außen am Lenkrad festhalten,
die Ellbogen nach außen beugen,
den gestreckten Rücken in Richtung
Lenkrad ziehen.
In dieser Spannung 3 Sekunden
verharren,
dann wieder an die Rückenlehne
sinken.

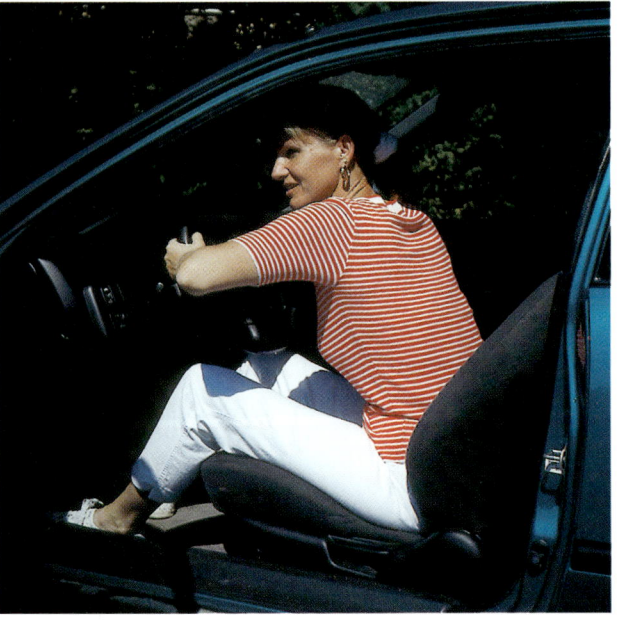

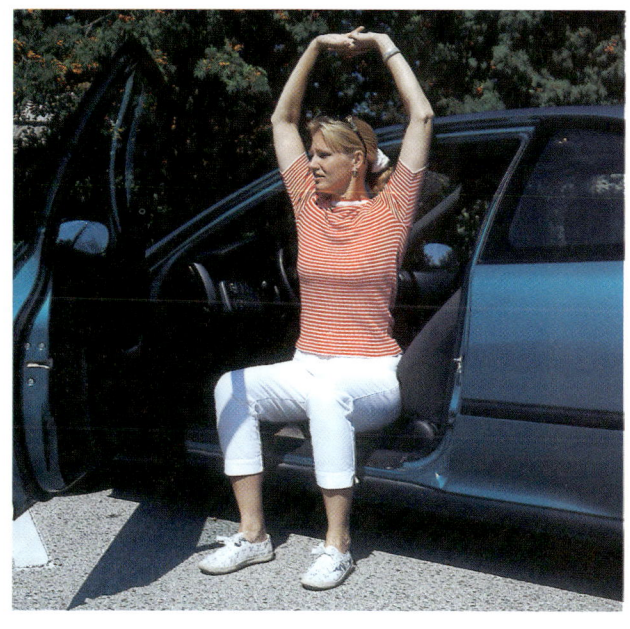

3

Schultern lockern

Kerzengerade sitzen,
über dem Kopf die Hände fassen und
nun die Arme möglichst weit nach hinten
ziehen.
Eine Hand zieht die andere mit –
verharren.
Dann die Arme einfach fallen lassen,
Kopf und Schultern hängen lassen,
entspannen.

4

Der Haltung zuliebe

Körper intensiv hochstrecken, die
Dehnung nicht nur an Armen und
Schultern,
sondern bis zur Hüfte spüren.
Dabei intensiv einatmen.
Anschließend Arme senken,
den Oberkörper etwas vorneigen,
ausatmen,
Rücken entspannen.

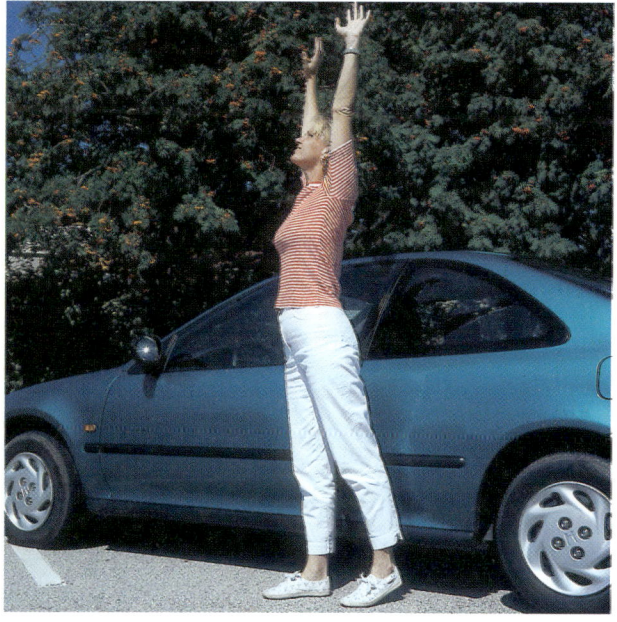

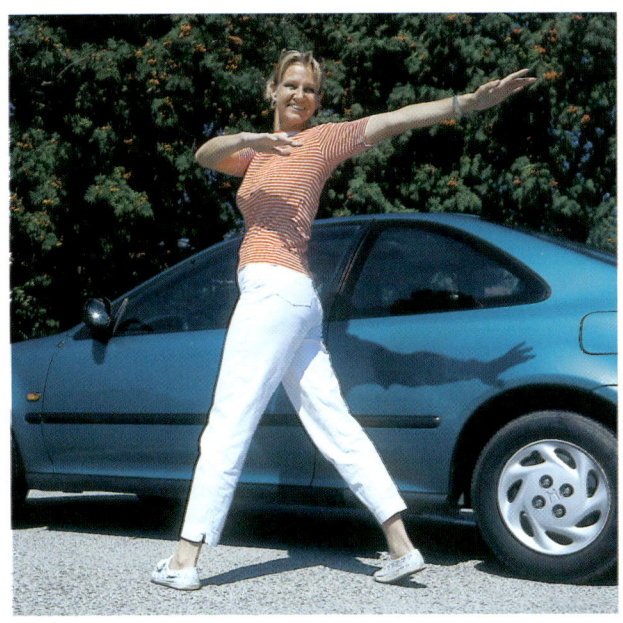

5

Elastisch um die Taille

Beine breitstellen,
die Arme und den Oberkörper
nach links,
dann schwungvoll nach rechts drehen.
Dabei das Körpergewicht in die
Schwungrichtung verlagern.
10-mal hin und her drehen,
den Kopf mitdrehen.

6

Hüftstreckung

Beide Hände energisch aufstützen und
zugleich ein Bein gestreckt hinten
hochbringen, ausatmen.
Dann wieder ganz aufrichten, einatmen.
Von neuem Schwung holen und das
andere Bein hinten heben.
Mindestens 10-mal wechseln.

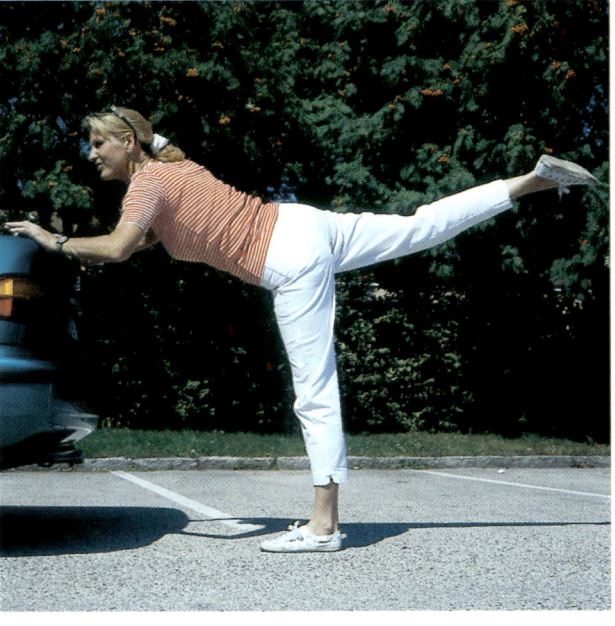

Im Garten

Wann und wo immer es möglich ist, sollte man Gymnastik im Freien einplanen, um »Bewegung in der Natur« zu erleben und ausgiebig Sauerstoff zu tanken. In der Großstadt oder in der nassen und kalten Jahreszeit wird sich das nicht verwirklichen lassen, daher möchten wir Anregungen für die Ferienzeit und auch für glückliche Gartenbesitzer geben.

Was kann man tun, um im Freien den Brustkorb zu weiten, die Körperhaltung zu verbessern und die Busenlinie zu verschönern? Welche Hilfsgeräte können sinnvoll eingesetzt werden? Ein Ball, ein Handtuch, auch ein kleines Kissen sind jederzeit zur Hand. Durch die Verwendung von Hilfsgeräten ergänzt man nicht nur die Übungen, sondern gewinnt auch an Vielfalt, Abwechslung und besonders an Intensität der Bewegung. Wieso? Angenommen, eine Schulter ist mehr verspannt, ein Brustmuskel schlaffer als der andere, dann wird durch das Heben beider Arme auch die schwächere oder »lahmere« Seite mitgezogen, mitbewegt und mobilisiert.

Ohne dieses Mitziehen würde man diese Schwäche wahrscheinlich gar nicht bemerken, so kann man aber beidseitig gewinnen.

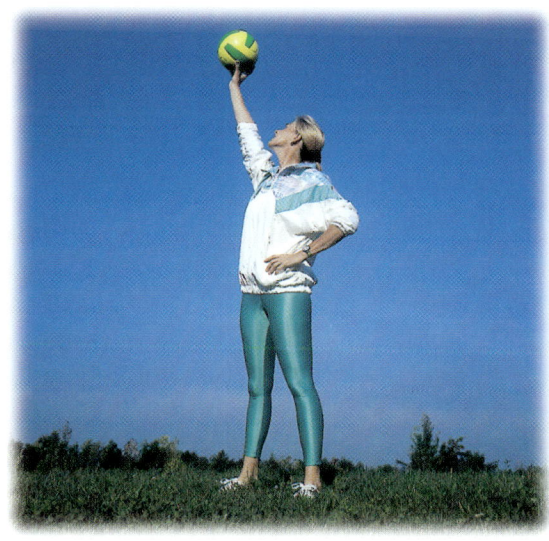

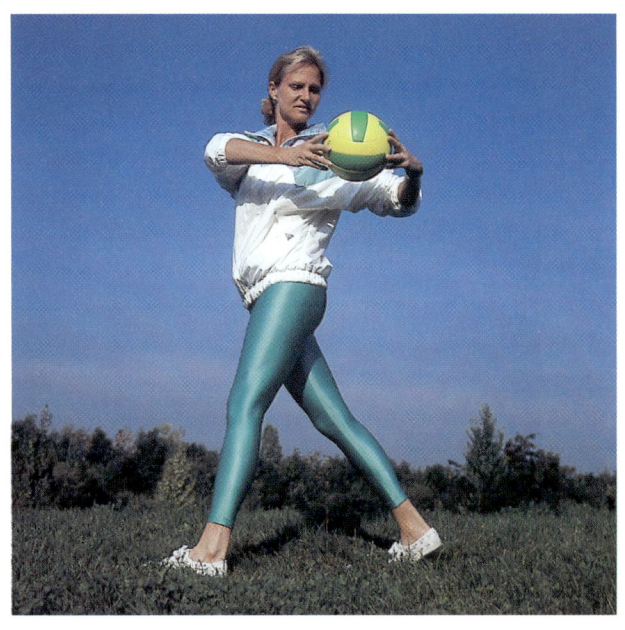

1

Beine breitstellen, Ball festhalten,
Oberkörper nach links drehen,
Ball weit nach hinten bringen,
einatmen.
Dann wieder nach vor drehen und den
Ball zwischen den Beinen
durchschwingen, ausatmen.
Dann den Oberkörper nach rechts
rückwärts drehen!
10-mal das Drehen um die Taille
wiederholen.

2

Fest auf beiden Beinen stehen, Ball in
Brusthöhe halten.
Und nun bei angehobenen Ellbogen
Druck auf den Ball ausüben, Brust- und
Armmuskeln arbeiten lassen, zugleich
auch Bauch und Po anspannen,
ausatmen, verharren.
Wieder entspannen, Ball zu den
Oberschenkeln senken, einatmen.
Mehrmals wiederholen.

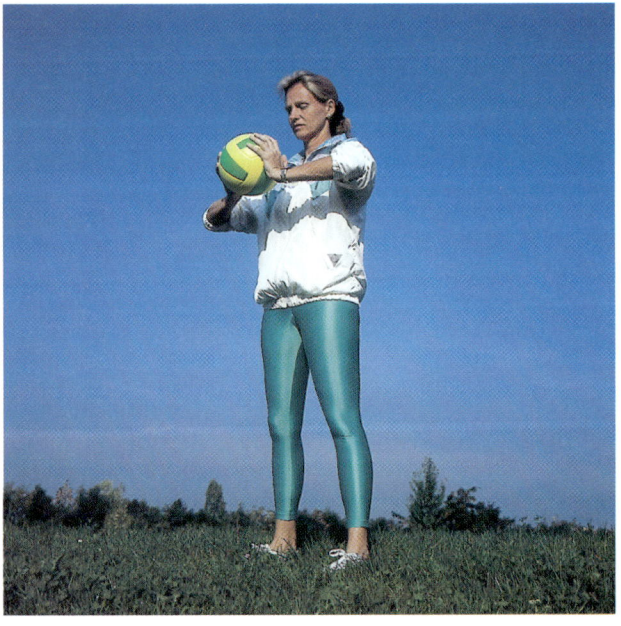

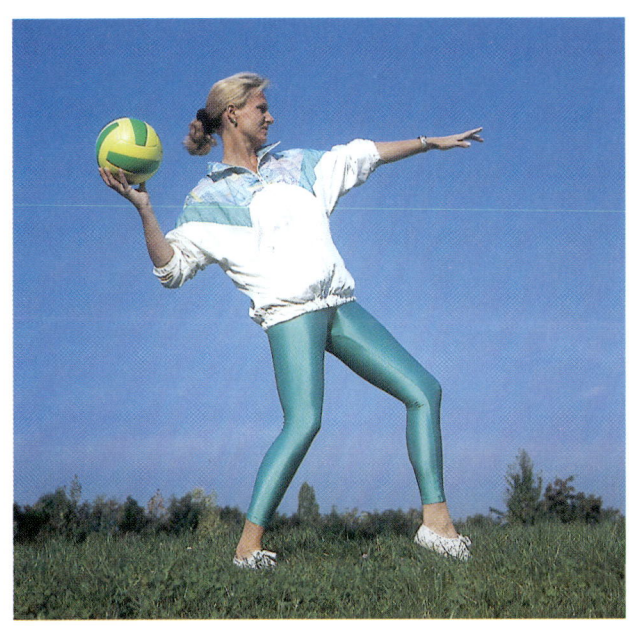

3

Wie zum Kugelstoßen den linken Fuß
vor, Gewicht zurück auf das rechte Bein
verlagern.
Nun Gewicht nach vor verlagern und
zugleich den rechten Arm mit dem Ball
hochstrecken, ausatmen.
Dann wieder zurücknehmen, einatmen.
5-mal je Arm wiederholen.

4

Große Grätschstellung,
Ball mit beiden Händen festhalten.
Und nun die Arme von weit außen rechts
nach weit außen links schwingen,
das Körpergewicht bewusst hin und her
verlagern,
immer in Richtung Ball blicken.
20-mal wiederholen.

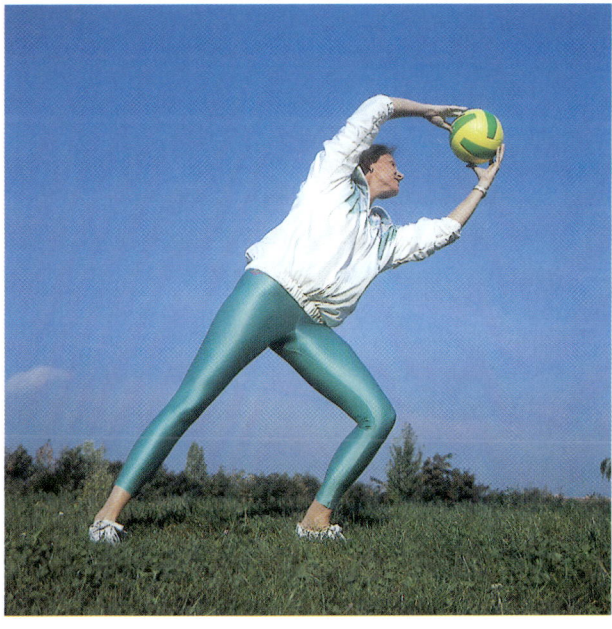

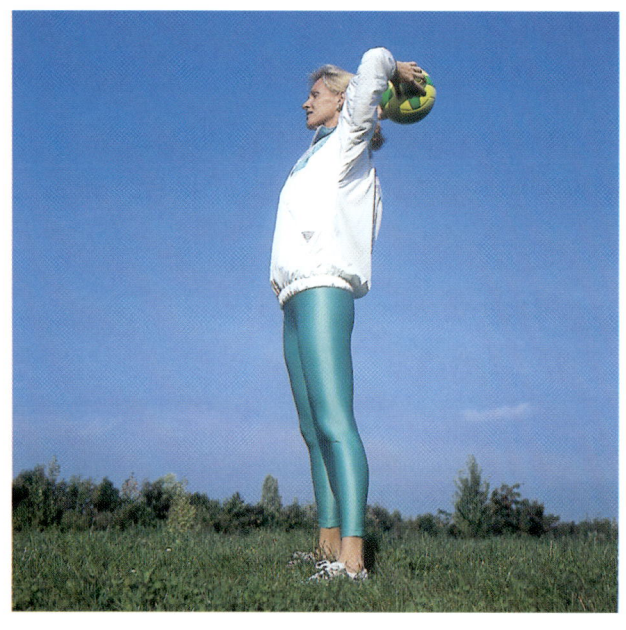

5

Mit geradem Rücken stehen,
Ball vor den Oberschenkeln halten.
Nun die Arme vorn hochschwingen und
den Ball bis zum Hinterkopf bringen
wollen, indem man oben die Arme
abwinkelt. Einatmen.
Dann wieder nach vor bringen,
locker in den Knien nachgeben,
Ball bis zu den Füßen senken,
ausatmen.
10-mal wiederholen.

6

Ball in die rechte Hand nehmen und nun
mit viel Schwung und Strecken des
ganzen Körpers hochstoßen.
Dann mit beiden Händen fangen.
Bei jedem Hochschnellen den Körper
intensiver strecken.
Zumindest 5-mal je Arm wiederholen,
nicht nur einen Arm bevorzugen!

Stößt die rechte Hand,
den linken Fuß vor und umgekehrt!

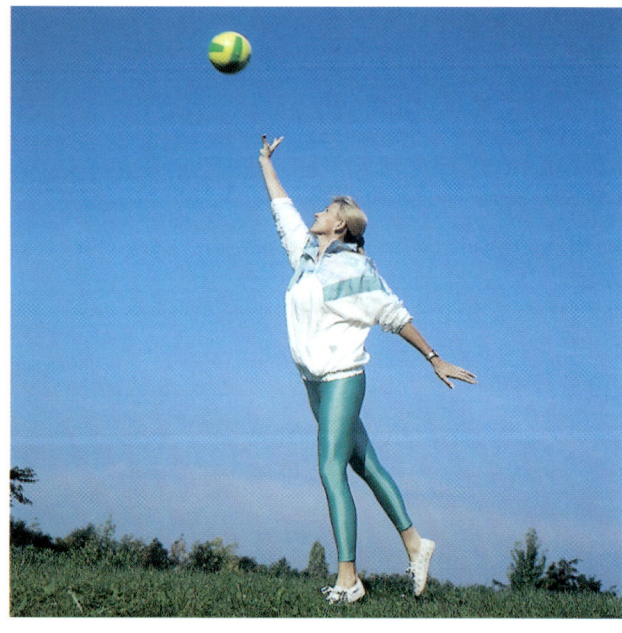

Das Gewebe straffen und die Durchblutung fördern

Kneipp-Güsse

Der bedeutende »Wasserdoktor aus Bad Wörishofen« hatte berühmte Vorgänger, denn schon im Altertum wandte der griechische Arzt Hippokrates im 5. Jhdt. v. Chr. das Übergießen mit kaltem Wasser an.

Der letzte große Arzt des Altertums Galen gab im 2. Jhdt. n. Chr. neue Vorschriften über die Verwendung kalter Güsse als therapeutisches Mittel heraus.

Wie zahlreiche Abbildungen zeigen, gehörten sie auch im Mittelalter zum Badeleben. Doch Weltruhm erlangten sie erst durch die Tätigkeit und Schriften von Sebastian Kneipp.

Dieses Naturheilverfahren wurde noch lange belächelt, doch konnte es sich schließlich, von der Schulmedizin anerkannt, durchsetzen.

Heute ist diese Hydrotherapie aus keinem Gesundheitsplan mehr wegzudenken, immer mehr Kurhotels locken mit Kneippanwendungen, immer häufiger wird der bedeutende Nutzen besonders zur Frühbehandlung genutzt, unter dem Motto: »Vorbeugen ist leichter als Heilen«.

Und so wird's gemacht

Wenn man bedenkt, dass Kneipp jahrelang Teil- und Vollgüsse aus Gießkannen und Schöpfern verabreichte, können wir uns glücklich schätzen, dass wir diese Wohltat heute dank Druckwasserleitung und Gummischlauch mühelos genießen können. Wer die Berührung mit kaltem Wasser meiden muss, z. B. bei chronischen Gelenkerkrankungen, wählt lauwarmes Wasser. Auch so kann die Zirkulation angeregt, eine Muskelverspannung gelöst und das Bindegewebe gefestigt werden.

Grundsätzlich darf man Kaltgüsse immer nur auf einen warmen Körper anwenden. Danach muss man für eine Wiedererwärmung sorgen, indem man sich bewegt oder wieder ankleidet.

Sehr einfach ist eine Kneippbehandlung do-it-yourself, wenn es um die Beine geht. Wie aber können Brust und Oberkörper in Angriff genommen werden?

Busen

Wie schon erwähnt, geht es darum, dem Erschlaffen des Bindegewebes vorzubeugen. Der Brustmuskel wird durch die leichte Massagewirkung des Wasserstrahls durchblutet.

Anwendung:

Man lehnt sich über das Waschbecken und lässt den Strahl mit geringem Druck rund um den Busen strömen. Im Bereich des Brustmuskels ungefähr 5 Sekunden Dauerstrahl, dann weiter um den Busen gießen. Man kann sowohl zuerst jeden Busen ein paar Mal begießen als auch laufend von der einen zur anderen Seite wechseln. Morgens und auch abends anwenden!

Schultern

Ein Armguss verspricht Linderung bei Verspannungen im Schulterbereich und ist daher die ideale Ergänzung zur Entspannungsgymnastik.

Anwendung:

Über die Badewanne geneigt lässt man den rechten Arm hineinhängen. Man führt den Strahl mit den linken Hand über den rechten Handrücken, dann an der Außenseite des Armes hoch bis zur Schulter.
Dort ungefähr 5 Sekunden verweilen, dann an der Innenseite abwärts gießen.
Zur Reizverstärkung ein paar Mal je Arm wiederholen.

Nacken

Der so genannte Oberguss regt gezielt den Kreislauf an. Gerade im Nackenbereich – wie auch in den Kniekehlen – kann man diese Art Gefäßtraining bestens einsetzen.

Anwendung:

Über die Wanne geneigt lässt man den Strahl ein paar Sekunden über Nacken und Schultern fließen, sogar der Oberkörper kann mit einbezogen werden – ohne Überschwemmung in Ihrem Bad! Auch beim Duschen kann man aufrecht stehend mit vorgeneigtem Kopf die Brause eine Weile auf den Nacken wirken lassen.

Zugegeben: Diese Selbstbehandlung betrifft nur – dem Buchtitel entsprechend – Busen, Nacken und Schultern und sollte lediglich zeigen, dass die Hydrotherapie auch in diesem Bereich zur Ergänzung bestens angewendet werden kann.

Findet sich keine Gelegenheit, eine Kneippkur zu genießen, dann tun Sie jeden Tag etwas zu Hause – Ihrer Gesundheit und Schönheit zuliebe!

Massage zum Selbermachen

Wie schon erwähnt zwingen Beruf und auch Alltagstätigkeit zu meist einseitiger körperlicher Belastung. Die am häufigsten auftretenden Folgeerscheinungen sind einerseits Erschlaffen der Brustmuskeln und andererseits Verspannungen im Bereich Nacken und Schultern. Hier sollte man rechtzeitig zur Selbsthilfe greifen!

Was bewirkt die Massage?

Durch einfache Knetgriffe wird die Durchblutung angeregt, die Muskeln erhalten »Energie« und die Über-

spannung in der sensiblen Zone Nacken verschwindet. Und besonders darauf zielen wir mit unseren Tipps ab. Dass auch andere Körperpartien wie Hüfte, Oberschenkel und Bauch durch Knetmassage profitieren können, soll nicht unerwähnt bleiben.

Massieren Sie, wann immer sich dazu die Gelegenheit bietet, auch vorbeugend zwischendurch auf dem Bürostuhl, wenn das Gefühl einer Spannung einsetzt. Schon mit wenigen Knetgriffen wird die Muskelpartie entlastet und angeregt. Bei der Massage des

Brustmuskels geht es um das Mobilisieren, damit die Übungen zur Festigung umso besser wirken können.

Diese Selbstmassage kann keine Ganzkörpermassage durch geschulte Hände ersetzen. Deshalb wollen wir an dieser Stelle ganz kurz die verschiedenen Massagemethoden vorstellen.

Die **klassische Massage** lockert verkrampfte Muskeln, regt den Stoffwechsel an und beschleunigt den Abtransport von Schlacken.

Die **Sportmassage** hat sich mit modifizierten Griffen aus der klassischen Massage entwickelt und gehört zwingend zum Erfolg im Leistungssport. Sie steigert die Energie und Einsatzkraft.

Die **Lymphdrainage** wird eingesetzt, um eine Flüssigkeitsansammlung und Stauung (Ödem) im Gewebe zu beseitigen.

Bei der **Fußreflexzonenmassage** geht man davon aus, dass sich jedem Organbereich des Körpers an den Füßen ein »Anspruchsbereich« zuordnen lässt. Durch Massieren dieser Reflexzonen werden die körpereigenen Lebensenergien und Heilkräfte aktiviert.

Um Ihr Massageprogramm zu vervollständigen, sei hier noch die bewährte **Bürstenmassage** erwähnt! Sie regt die Durchblutung der Haut an und entfernt »Schuppen«, sodass die Haut besser atmen kann. Und so wird's gemacht!

Man nimmt eine mittelharte, trockene Bürste und streicht unter leichtem Druck über Arme und Beine in Richtung Herz. Über Hüften und Bauch beschreibt man Kreise, bis sich eine leichte Rötung zeigt. Bei den in diesem Buch angesprochenen Problemzonen bleibt man besser bei einer Knetmassage, doch könnte man auch über Nacken und Schultern mit ein bisschen Gelenkigkeit leicht bürsten.

Die Ansicht, Massage habe nur dann Sinn, wenn es weh tut, ist längst überholt. Man soll sie spüren und als angenehm empfinden und nicht schmerzvoll über sich ergehen lassen müssen.

Schon vor Jahrtausenden hat man Massage genossen um sich zu entspannen und körperliche Widerstandskraft zu gewinnen, wie man anhand von Wandzeichnungen in Pharaonengräbern und Vasenabbildungen aus der Griechen- und Römerzeit sehen kann!

1

Taille – Hüften

Oberkörper nach links drehen und mit beiden Händen tief greifend die Hüftpartie durchkneten. Intensiv zupacken.
Dann den Oberkörper auf die andere Seite drehen und dort ebenso massieren.

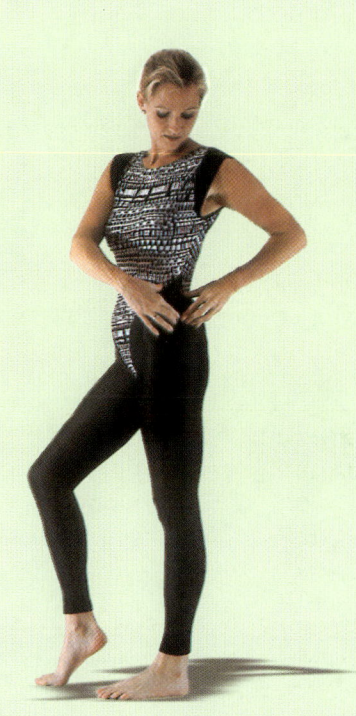

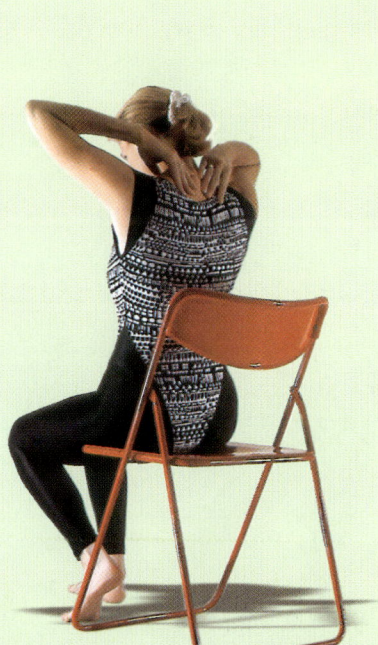

2

Nacken

Mit geradem Rücken sitzen, den Kopf vorneigen.
Die Hände an beiden Halsseiten so anlegen, dass die Daumen nach vor, die Finger nach hinten zeigen.
Und nun unter leichtem Druck diese Partie hochkneten.

75

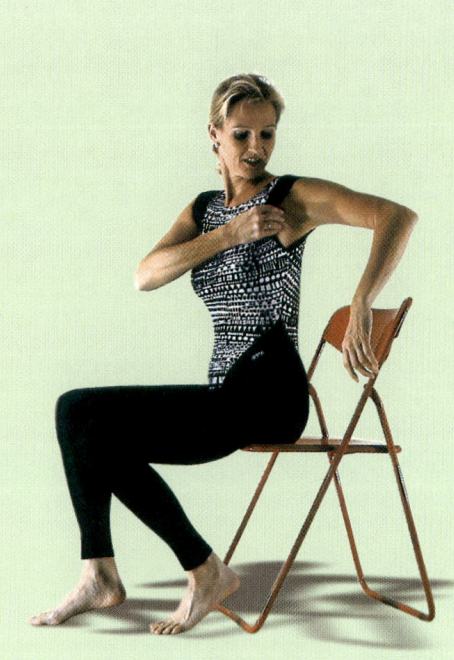

3

Brustmuskel

Linken Arm leicht angewinkelt heben,
die rechte Hand fasst den linken
Brustmuskel und knetet ihn leicht durch.
Dann knetet die linke Hand den rechten
Brustmuskel.
Nicht der Busen, sondern dieser tragende
Muskel wird massiert!

4

Oberarme

Die Unterarme so übereinander legen,
dass die rechte Hand den linken
Oberarmmuskel (Bizeps) erreicht und
umgekehrt.
Und nun im Wechsel links – rechts – links
usw. durchkneten.
Rücken gerade halten.

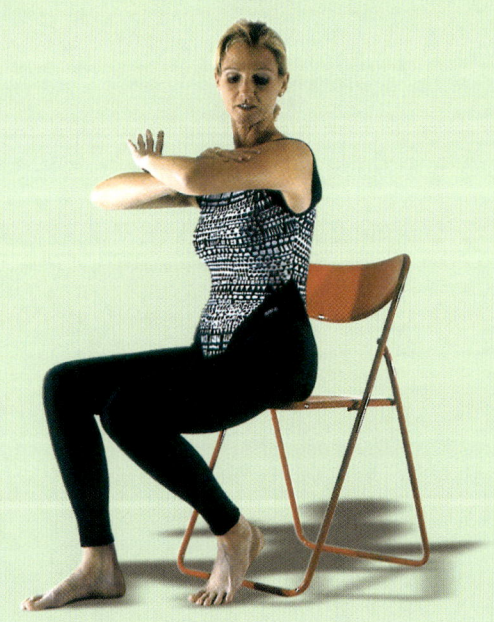

5

Bauch

Rückenlage, Füße anwinkeln
um die Muskeln total zu
entspannen.
Nun greifen beide Hände
tüchtig zu,
die »Fettauflage« langsam
und tief greifend bis zu den
Bauchmuskeln
kneten.

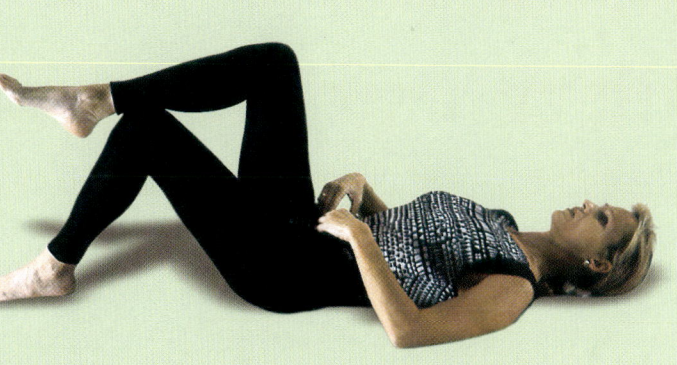

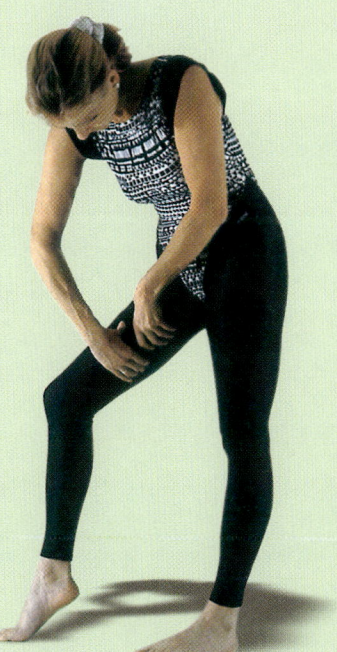

6

Oberschenkel

Den entspannten Muskel rundum massieren,
nicht auf die Innenseiten vergessen,
denn dort stellt sich am schnellsten
Erschlaffen ein.

Dann kommt das andere Bein
an die Reihe.

Ideale Sportarten – und wie nützen sie »oben herum«?

Nehmen wir die Anforderungen verschiedener Sportarten unter die Lupe. Was sind die Voraussetzungen, was wird – abgesehen vom Erfolgserlebnis – erreicht?

Greifen wir aus dem großen und immer größer werdenden Angebot die Gängigsten heraus.

Laufen, Waldlaufen, Walking

Voraussetzungen: Ausdauer, Kraft in den Beinen und eine gute Atemtechnik. Wer die Gelenke, besonders die Beingelenke schonen muss, sollte Walking – zügiges, schwungvolles Gehen – bevorzugen.

Man erreicht: ein intensives Ganzkörpertraining, die zwangloseste Art sich frei zu bewegen.
Beim Walking werden die Arme schwungvoll eingesetzt, man tut also etwas gegen Verspannungen im Schulterbereich.

Schwimmen

Voraussetzungen: Koordination von Arm- und Beinbewegungen, ausgezeichnete Atmung, Kraft und Gelenkigkeit nicht nur im Becken-, sondern auch im Oberkörperbereich.

Man erreicht:
Stärkung der Brust-, Arm- und Schultermuskeln, auch die »Sitzmuskeln« kommen zum Einsatz. Für unsere Problemzonen daher Sport Nummer 1! Rückenlage oder Seitenlage bevorzugen!

Rad fahren

Voraussetzungen: Einsatzfreudige Beinmuskeln, je nach Geländesteigung kommen beim kräftigen Treten auch die Bauchmuskeln in Aktion.

Die zweckmäßige Höheneinstellung Lenkrad zu Sitzfläche hat Einfluss auf die Be- bzw. Entlastung der Schultern und des Nackens.

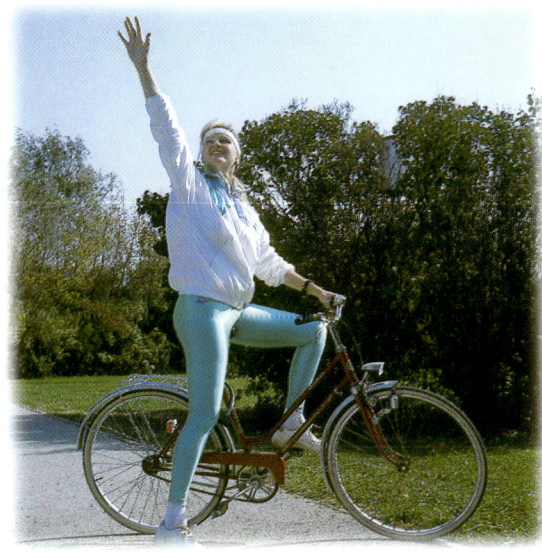

Oberkörper und Arme. Zum Ausgleich sind Entspannungsübungen für den Nacken-Schulter-Bereich empfehlenswert.

Tennis

<u>Voraussetzungen:</u> rasches Reaktionsvermögen und allgemeine Körperbeherrschung, Kraft in Armen und Schultern, Einsatzfreude.

<u>Man erreicht:</u> Stärkung der Brust- und Schultermuskulatur, allerdings nur einseitig durch den »Schlägerarm«. Zur Ergänzung wäre Rudern oder Volleyball zu empfehlen.

<u>Man erreicht:</u> je nach körperlichem Einsatz, nach Wahl des Geländes ein Training der Beinmuskeln und intensiviert die Atmung.

Durch die Sitzposition ist die Belastung der Wirbelsäule abgeschwächt, vorausgesetzt, man liegt nicht über dem Lenkrad wie ein Rennfahrer.

Rudern

<u>Voraussetzungen:</u> Kraft in Armen und Schultern, durch das Anstemmen der Beine und deren Mithilfe auch Stärkung der Bein- und Bauchmuskeln. Über dem Wasser ist zum Glück meist staubfreie Luft, daher beste Sauerstoffzufuhr.

<u>Man erreicht:</u> Straffung der Brustmuskeln, Stärkung aller Muskeln im Bereich

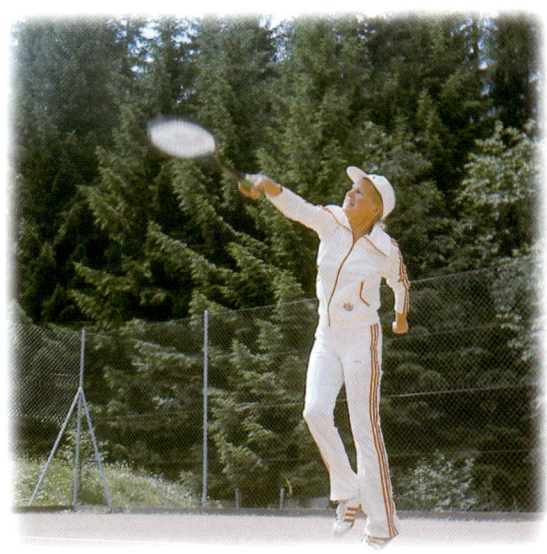

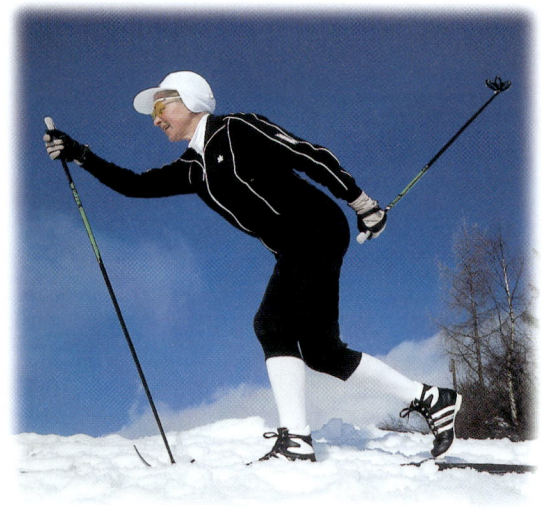

durch Unterschenkeldruck und Sitz dirigiert, nur dann bleibt man beim Galopp fest im Sattel.

Man erreicht: tadellose Körperhaltung, Streckung des Rückens, sicheren Sitz und somit Beherrschung und Reaktionsvermögen.

Volleyball

Voraussetzungen: Wendigkeit, Teamgeist, allgemeine Körperbeherrschung und bestes Reaktionsvermögen, Schnellkraft in Armen und Beinen.

Man erreicht: Stärkung der Arm- und Brustmuskeln, tadelloses Rückentraining, Spaß an der eigenen Beweglichkeit und eine ganze Menge Erfolgserlebnis. Von allen Ballspielarten möchte ich Volleyball mit der Nummer 1 auszeichnen.

Schilanglauf und Schiwandern

Voraussetzungen: gute Gesamtkondition, nicht nur Kraft und Ausdauer in den Beinen, sondern auch im Oberkörper. Beim Stockeinsatz werden Arm- und Schultermuskeln beansprucht.

Man erreicht: Bewegung des ganzen Körpers in herrlicher Schneeluft, Festigung der Brust- und Schultermuskeln, beidseitig ausgeglichene Aktion des ganzen Körpers, freie Wahl je nach Kondition und Ausdauer, Stärkung der Beingelenke und der Hüftmuskeln.

Zusammenfassend

Durch welche Sportart erreicht man nun am meisten und am schnellsten Positives für »oben herum«? Der Reihenfolge nach sind das Volleyball, Schwimmen, Rudern, Schilanglaufen – sie haben außerdem den Vorteil, ohne großen finanziellen Aufwand ausführbar zu sein. Doch sollte Ihr Herz – und das Ihres Partners – am Tennis oder Rad fahren hängen – kein Problem! Dann bieten unsere Gymnastik-Tipps die ideale Ergänzung und haben den Vorteil jederzeit und überall angewendet werden zu können.

Reiten

Voraussetzungen: Beherrschung der Bein- und Beckenmuskulatur, denn das Pferd wird

Zum guten Schluss

Beim Durchblättern dieses Buches haben Sie den Vorsatz gefasst, nun endlich Vernünftiges für »oben herum« zu tun. Haben Sie sich nicht schon beim Betrachten der Übungen unbewusst aufgerichtet, sich gestreckt und an Zuversicht gewonnen?

Viele Übungen waren wohl schon bekannt, doch wussten Sie auch über deren Vorzüge Bescheid? Wer denkt beim Hochheben der Arme zugleich an das Anspannen von Bauch- und Sitzmuskeln und achtet auf die Atmung?

Schon bei der Einladung zum Mitmachen wurde erwähnt, dass ohne Konsequenz auch der beste Vorsatz zunichte gemacht wird und dass man die stets auf der Lauer liegende Trägheit überwinden sollte um körperlich und auch geistig aktiv zu bleiben. Es liegt mir fern, bestimmte Übungszeiten oder die Übungsdauer vorzuschreiben, denn man weiß bestimmt selbst, wie die »Zeit für Gymnastik« unterzubringen ist. Ungestört zu sein, eine nicht zu weiche Unterlage, barfuß und leichte Kleidung steigern die Bewegungsfreude. Ein voller Magen studiert und trainiert auch nicht gern.

Ein kurzer Ausflug zu anderen Übungsmethoden, ein bisschen Massage zum Selbermachen und erprobte Kneippanwendungen ergänzen Ihr Programm. Wussten Sie, dass besonders Schwimmen und Rudern Ihre Brustmuskeln festigen?

Mit Absicht wurde bisher vermieden, auf eine operative Lösung aufmerksam zu machen, sollte man mit dem Busen nicht zufrieden sein. Sich einer Schönheitsoperation zu unterziehen ist einzusehen, wenn man unter der Größe und unter dem Gewicht wirklich leidet, wenn die Brust im wahrsten Sinne schmerzlich am Körper »hängt«.
Mangel an Selbstwertgefühl bis hin zu Depressionen und Zurückgezogenheit sind die Folgen. In diesem Fall sollte man sich vom erfahrenen Chirurgen beraten lassen.

Geht es jedoch nur um ein momentanes Schönheitsideal, ist Vorsicht geboten. Nur zu schnell ändert sich die Mode und ein üppiger Busen wird wieder auf Normalgröße rückoperiert.

Auch wenn es sich »nur« um eine Schönheitsoperation handelt, bleibt es ein operativer Eingriff mit physischer Belastung. Deshalb haben wir in diesem Buch die vielseitigen Möglichkeiten zusammengefasst, um Sie anzuregen, Ihr »Oben-herum« durch Eigeninitiative zu korrigieren. Die Informationen über die Funktion der Wirbelsäule waren unerlässlich, denn nur dann kann richtiges Nachüben beginnen.

Ich freue mich mit Ihnen über den Erfolg, über Ihr gewonnenes Selbstbewusstsein und über die gesunde Schönheit Ihres »Oben-herum«!

Prof. Hannelore Pilss-Samek

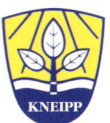

Gesünder mit Kneipp!

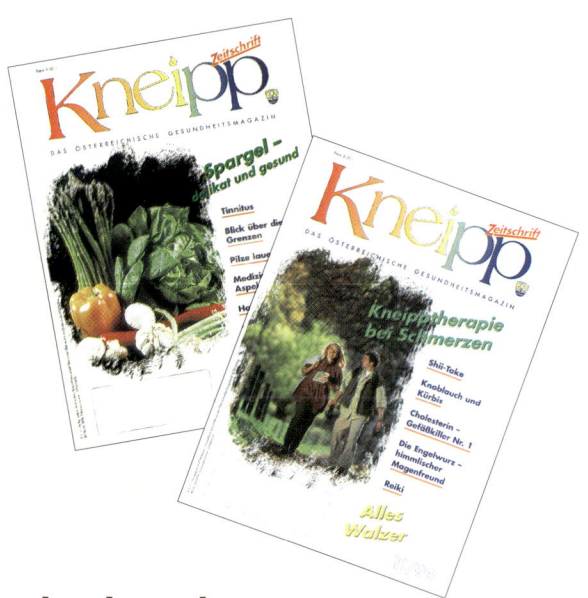

Der Österreichische Kneippbund

ist ein gemeinnütziger Verein, der seine Tätigkeit – Informationen über Abhärtung durch Wasseranwendungen, Gesundheitsvorsorge, moderne Ernährung, Heilkräuter, Bewegung und Lebensordnung sowie ein umfassendes lokales und österreichweites Seminar- und Kursangebot – mit seinen 200 Kneippvereinen in ganz Österreich durchführt.

50.000 Mitglieder gehören dem Österreichischen Kneippbund an, sie erhalten 10-mal jährlich die Kneipp-Gesundheitszeitschrift.

Wir laden auch Sie ein, bei uns Mitglied zu werden!
Mitgliedsbeitrag nur S 300.–/Jahr

Fordern Sie kostenlos unsere Informationsbroschüren an.
Ihrer Gesundheit zuliebe!

ÖSTERREICHISCHER KNEIPPBUND
Kunigundenweg 10 · A-8700 Leoben · Tel. 03842/21682

In Deutschland können Sie sich dem Kneippbund e. V. anschließen – mit ähnlichem Angebot!
Adresse: **Kneippbund e. V., Adolf-Scholz-Allee 6 - 8, D-86825 Bad Wörishofen**

KNEIPP 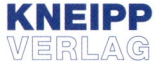 VERLAG

Kunigundenweg 10, A-8700 LEOBEN
Tel. 03842/24094, Fax 03842/21718-32

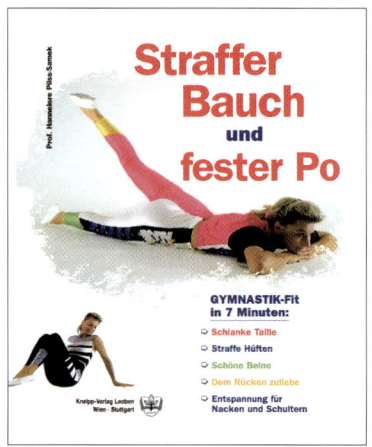

Prof. Hannelore Pilss-Samek

Straffer Bauch und fester Po

Der Bestseller aus dem Kneipp-Verlag bringt mit 17 ganz speziellen Programmen (jedes besteht aus 6 Übungen) Ihre Figur in Form – in nur 7 Minuten täglich. Auch die Verdauung wird besser, Sie fühlen sich rundum wohl. Der Bauch wird flacher, der Po wieder knackig und die Taille schlank. Durchgehend färbig bebildert.

84 Seiten.

ISBN 3-901794-32-8

Preis: S 149,– / DM 19,80 / sfr 18.90

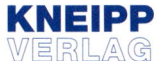 Kunigundenweg 10, A-8700 LEOBEN
Tel. 03842/24094, Fax 03842/21718-32

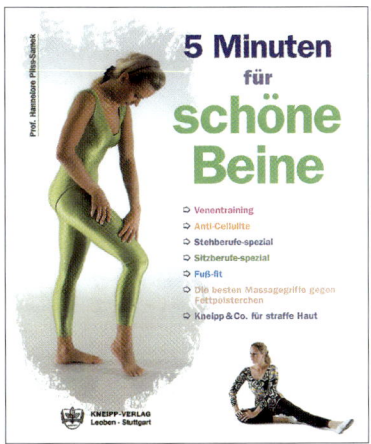

Prof. Hannelore Pilss-Samek

5 Minuten
für schöne Beine

Es gibt spezielle Massagegriffe, mit denen Sie Ihre Oberschenkel
bis zum Po verwöhnen können.
Mit gezielter Gymnastik: den Krampfadern vorbeugen, Cellulite
wirkungsvoll bekämpfen und die Muskeln kräftigen, damit die Beine
uns sicher nie den Dienst versagen !

Viele Bilder, 96 Seiten, Broschüre.

ISBN 3-901794-46-8

Preis: S 149,– / DM 19,80 / sfr 18.90

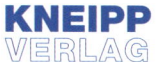 Kunigundenweg 10, A-8700 LEOBEN
Tel. 03842/24094, Fax 03842/21718-32

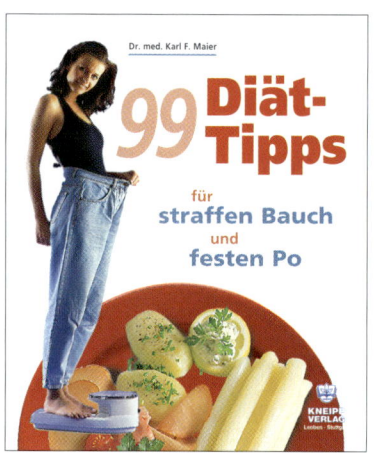

Internist Dr. Karl F. Maier

99 Diät-Tipps
für straffen Bauch und festen Po

Zur Bewegung gehört auch die richtige Ernährung um schlank zu
werden. Die praktischen Tipps sind alle nachvollziehbar und die
Grundlage jedes sinnvollen Abnehmversuchs.
Die modernen – ausgezeichneten – Medikamente werden bewertet
und ihr Wirkmechanismus erklärt.

96 Seiten, vierfärbig, Broschüre.

ISBN 3-901794-70-0

Preis: S 149,– / DM 19,80 / sfr 18.90

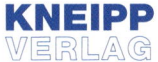

Kunigundenweg 10, A-8700 LEOBEN
Tel. 03842/24094, Fax 03842/21718-32

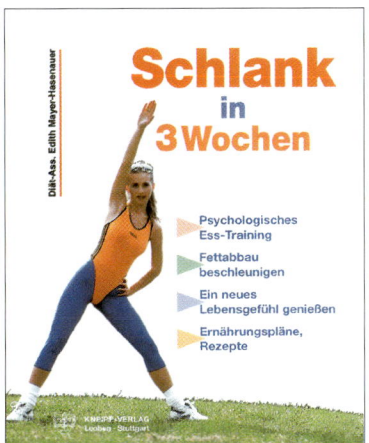

Dipl.-Diätassistentin Edith Mayer-Hasenauer

Schlank
in 3 Wochen

Kein Kalorienzählen, kein Hungern! Woche für Woche psychologi-
sches Esstraining, einfache Rezepte, die auch gut schmecken, ein
ausgeklügeltes Bewegungsprogramm – auch für Bewegungsmuffel!
Nach 3 Wochen können Sie Ihren Erfolg feiern – das Programm be-
gleitet Sie auch die nächsten Wochen!

96 Seiten, viele Farblogos und Zeichnungen, Broschüre.

ISBN 3-901794-47-6

Preis: S 149,– / DM 19,80 / sfr 18.90